呼吸系统基础
整合课程学习指导

主编　秦　颖

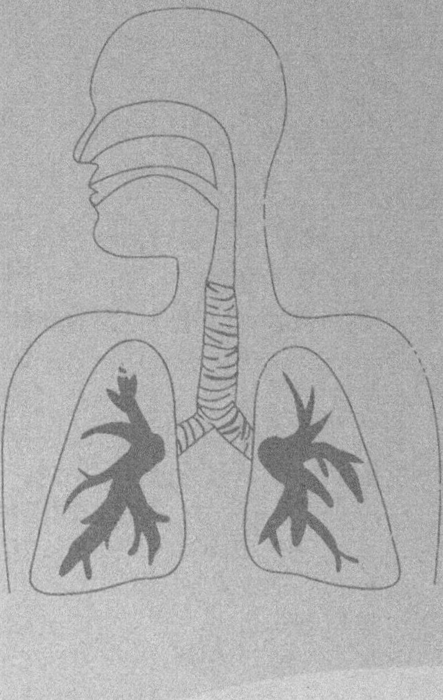

同济大学出版社
TONGJI UNIVERSITY PRESS

图书在版编目(CIP)数据

呼吸系统基础整合课程学习指导 / 秦颖主编. — 上海：同济大学出版社，2020.12
ISBN 978-7-5608-9682-3

Ⅰ.①呼… Ⅱ.①秦… Ⅲ.①呼吸系统疾病—诊疗—自学参考资料 Ⅳ.①R56

中国版本图书馆 CIP 数据核字(2020)第 270035 号

呼吸系统基础整合课程学习指导

秦　颖　**主编**

责任编辑 张　莉　**助理编辑** 朱涧超　**责任校对** 徐春莲　**封面设计** 陈益平

出版发行　同济大学出版社　www.tongjipress.com.cn
(地址:上海市四平路 1239 号　邮编:200092　电话:021-65985622)
经　　销　全国各地新华书店
排　　版　南京文脉图文设计制作有限公司
印　　刷　江苏凤凰数码印务有限公司
开　　本　787 mm×1092 mm　1/16
印　　张　9
字　　数　225 000
版　　次　2020 年 12 月第 1 版　2020 年 12 月第 1 次印刷
书　　号　ISBN 978-7-5608-9682-3

定　　价　45.00 元

编委会名单

主　　编　秦　颖

副主编　郭　震

编　　委　（按照姓氏笔画排序）

苏　丹（同济大学药学院）

李　琨（同济大学医学院病理与病理生理学系）

张军芳（同济大学医学院生理学系）

周明正（同济大学实验教学中心）

秦　颖（同济大学医学院生理学系）

真智伟（同济大学医学院解剖与组织胚胎学系）

郭　震（上海交通大学附属胸科医院）

黄　良（同济大学医学院解剖与组织胚胎学系）

谢冬萍（同济大学医学院生理学系）

魏　娟（同济大学医学院病理与病理生理学系）

前　　言

为配合呼吸系统整合课程的教学推进以及医学教育过程中的学科融合与交叉，以学习者为中心、以职业胜任力为导向，同济大学基础医学整合课程教学团队编写了《呼吸系统基础整合课程学习指导》一书。

本书包括呼吸系统的形态学基础、呼吸系统的生理学基础、呼吸衰竭的病理生理学基础、呼吸系统疾病的病理学变化，以及呼吸系统疾病治疗的药理学基础五部分内容，每部分内容由知识要点、正文与典型习题组成。其中的客观题采用与执业医师考试一致的题型，包括A1型(最佳选择题)、A2型(病例摘要型最佳选择题)、A3型(病例组型最佳选择题)和B1型(标准配伍题)，适合基础医学阶段的学习者练习，并有助于其熟悉执业医师考试题型；主观题采用简答题形式，帮助学习者系统梳理知识点。习题的参考答案通过知识点编码与正文对应，方便学习者通过习题梳理和巩固知识点。

本书的特点：①交叉性，本教材以知识点为交叉点，简明扼要地突出呼吸系统的各学科知识要点。②指导性，本书以临床执业医师考试大纲为依据，将呼吸系统知识要点全面、系统地进行总结与梳理。③实用性，本书对呼吸系统涉及解剖学、组织胚胎学、生理学、病理生理学、病理学以及药理学的知识进行了整合。

本书由同济大学医学院解剖学、组胚学、生理学、病理生理学、病理学、药理学骨干教师和上海交通大学附属胸科医院的临床带教老师共同编写完成，旨在帮助基础医学阶段的学生学习、理解与掌握呼吸系统的基础医学知识，进行良好的学科交叉与融合，为进一步学习呼吸系统疾病、通过国家执业医师考试奠定基础，并可作为硕士研究生入学考试以及临床实践的学习参考。

由于编者水平有限，难免存在不当之处，恳请专家与师生读者给予指导与帮助。

秦　颖

2020.10

目　　录

1 呼吸系统的形态学基础

1.1 呼吸系统的解剖结构

【知识要点】

1. 呼吸系统的组成和功能
2. 固有鼻腔的构成和鼻黏膜的分部；鼻旁窦位置、开口及其临床意义
3. 咽的位置与形态和分部、鼻咽部的结构及其临床意义
4. 喉软骨的位置和形态、喉的连接、喉肌、喉腔分部和特点
5. 气管的行程与结构；左、右主支气管的形态学区别及其临床意义
6. 肺的位置和形态，支气管树与肺段
7. 胸膜的位置、分部和胸膜腔；肺尖、胸膜顶、肺下界及胸膜下界的体表投影
8. 纵隔及其分区

【正文】

1.1.1 呼吸系统概述

呼吸系统由呼吸道和肺组成。呼吸道包括鼻、咽、喉、气管和支气管等。通常将鼻、咽和喉称为上呼吸道，气管和各级支气管称为下呼吸道。呼吸道是气体进出的通道，肺是气体交换的场所。呼吸系统的主要功能是与外界进行气体交换，即呼出二氧化碳，吸入氧气。

1.1.2 鼻

鼻由外鼻、鼻腔和鼻旁窦组成。鼻的功能包括加温、加湿、发音、产生嗅觉等。

1.1.2.1 外鼻

外鼻以鼻骨和鼻软骨构成支架，外被覆皮肤和少量皮下组织、内覆黏膜。由鼻根、鼻

背、鼻尖和鼻翼组成。呼吸困难的病人可见鼻翼煽动。外鼻皮肤因富含皮脂腺和汗腺，成为痤疮、酒渣鼻和疖肿的好发部位。

1.1.2.2 鼻腔

鼻腔被鼻中隔分为左、右两部。鼻腔向前经鼻孔通外界，向后经鼻后孔通鼻咽。

1. 分部

以鼻阈(皮肤和黏膜的交界处，弓形隆起)为界，鼻腔分为鼻前庭和固有鼻腔。

1) 鼻前庭　由皮肤覆盖，有丰富的鼻毛，富含皮脂腺和汗腺，是疖肿好发区。

2) 固有鼻腔　又称鼻腔，有 1 顶、1 底及内、外侧壁。

(1) 顶壁呈狭小的拱形，由鼻骨、额骨和筛骨筛板构成。筛板薄而脆，有筛孔，易骨折致脑脊液鼻漏。

(2) 底即硬腭，由上颌骨腭突和腭骨水平板组成，与口腔相隔。

(3) 内侧壁即鼻中隔筛骨垂直板、犁骨和鼻中隔软骨构成支架，内覆黏膜，位置往往偏向一侧。其前下部血管丰富、位置浅表，90%左右的鼻出血发生于此，故称易出血区，即 Little 区。

(4) 鼻腔外侧壁自上而下有三个卷曲的骨片分别称上鼻甲、中鼻甲和下鼻甲。各鼻甲下方的空隙称为鼻道，即上、中、下鼻道。有时上鼻甲的后上方出现最上鼻甲。最上鼻甲或上鼻甲的后上方与蝶骨体之间的凹陷为蝶筛隐窝。切除中鼻甲，在中鼻道中部凹向上方的弧形裂隙称半月裂孔，其前端漏斗状管道为筛漏斗，通额窦和前筛窦，上方圆形隆起为筛泡，其内有中筛窦。下鼻道前部有鼻泪管的开口。

2. 鼻中隔

见上文鼻腔内侧壁。

3. 鼻黏膜

1) 嗅区　上鼻甲与其相对的鼻中隔及二者上方鼻腔顶部的区域，含嗅细胞。

2) 呼吸区　富含鼻腺。

1.1.2.3 鼻旁窦

鼻旁窦是鼻腔周围的多个含气的骨性腔洞，鼻旁窦包括额窦、上颌窦、蝶窦和筛窦，如表 1.1 所示。窦壁衬以黏膜且与鼻腔黏膜相延续，故鼻腔炎症易引起鼻旁窦感染。鼻旁窦有温暖、湿润空气以及对发音产生共鸣的作用。

表 1.1　鼻旁窦的位置及其开口

名称	位置	开口
额窦	额骨	中鼻道
上颌窦	上颌骨	中鼻道
筛窦	筛骨迷路	中鼻道(前、中群)、上鼻道(后群)
蝶窦	蝶骨体	蝶筛隐窝

1.1.3 咽

1.1.3.1 咽的位置与形态

咽是消化道与呼吸道的共同通道，位于第 1～6 颈椎的前方，上端起于颅底，下端在第 6 颈椎下缘或环状软骨平面移行于食管。咽为上宽下窄、前后略扁的漏斗形肌性管道，其内腔称咽腔。

1.1.3.2 咽的分部

咽以腭帆游离缘和会厌上缘为界，分为鼻咽、口咽和喉咽 3 部。

1. 鼻咽

鼻咽位于颅底至腭帆游离缘平面，续口咽部，向前经鼻后孔通鼻腔。主要包括以下重要结构。

1）咽鼓管咽口　下鼻甲后方 1 cm 处，与中耳咽鼓管相通，维持鼓膜两侧气压平衡。

2）咽鼓管圆枕　咽鼓管咽口的前、上和后方有明显的弧形隆起，是寻找咽鼓管咽口的标志。

3）咽隐窝　咽鼓管圆枕与咽后壁之间，是鼻咽癌好发部位。

4）咽扁桃体　常见扁桃体增大影响呼吸。

5）咽鼓管扁桃体　位于咽鼓管咽口附近。

2. 口咽

口咽位于腭帆游离缘与会厌上缘平面之间，经咽峡通口腔。

3. 喉咽

喉咽位于会厌上缘平面至第 6 颈椎体下缘平面移行于食管，向前经喉口通喉腔。

· 梨状隐窝：位于喉咽部，喉口的两侧和甲状软骨内面之间，黏膜下陷形成的深窝称梨状隐窝，是食物容易滞留之处。

1.1.4 喉

喉是呼吸的管道，又是发音的器官，主要由喉软骨和喉肌构成。喉位于颈前正中部，成年人的喉在第 3～6 颈椎之间，喉上方借韧带和肌肉连于舌骨，下方借环状软骨气管韧带连于气管。喉可随吞咽或发音而上下移动。

喉以软骨为基础，借关节、韧带和肌肉连接而成。

1.1.4.1 喉软骨

喉软骨是构成喉的支架，由甲状软骨、环状软骨、会厌软骨和成对的杓状软骨等构成。

1）甲状软骨　最大，构成喉的前壁和外侧壁，由左、右甲状软骨板合成。有喉结、喉上切迹等重要结构。

2）环状软骨　位于甲状软骨下方，向下接气管，是喉软骨中唯一完整的软骨环，由前部低窄的环状软骨弓（平对 C6）和后部高阔的环状软骨板构成。

3）会厌软骨　位于舌骨体后方，上宽下窄呈叶状，是喉口活瓣。

4）杓状软骨　成对，位于环状软骨板的上方，呈尖向上的三棱锥体，有声带突和肌突。

1.1.4.2　喉的连接

喉的连接包括喉软骨之间，以及喉与舌骨和气管间的连接，包括环甲关节、环杓关节、方形膜、弹性圆锥、甲状舌骨膜和环状软骨气管韧带。

1）环甲关节　由环状软骨关节面和甲状软骨下角构成，两侧为联合关节。甲状软骨在冠状轴上可做前倾和复位运动，紧张或松弛声带。

2）环杓关节　由环状软骨板上缘的杓关节面和杓状软骨底的关节面构成。杓状软骨可沿此关节的垂直轴做旋内与旋外运动，开大或缩小声门。

3）方形膜　始于甲状软骨前角后面和会厌软骨两侧缘，向后附着于杓状软骨前内侧缘，其下缘游离，称前庭韧带。

4）弹性圆锥　起自甲状软骨前角后面，呈扇形向后、向下止于杓状软骨声带突和环状软骨上缘，其上缘游离称声韧带；中部增厚，连于甲状软骨下缘与环状软骨弓上缘之间称环甲正中韧带，急性喉阻塞时，可在此做穿刺或切开，建立暂时的通气道，以抢救病人的生命。

5）甲状舌骨膜　连于甲状软骨上缘与舌骨之间的结缔组织膜。

6）环状软骨气管韧带　连接环状软骨下缘和第1气管软骨环的结缔组织膜。

1.1.4.3　喉肌

喉肌为横纹肌，是发音的动力器官，具有紧张或松弛声带，缩小或开大声门裂以及缩小喉口的功能。主要的喉肌有：环甲肌、环杓后肌、环杓侧肌、甲杓肌和杓肌。

1）环甲肌　能够紧张并拉长声带。

2）环杓后肌　收缩时声门张开。

3）环杓侧肌　收缩时声门关闭。

4）甲杓肌　为声带肌，收缩时使声带松弛。

5）杓肌　包括杓横肌、杓斜肌和杓会厌肌，收缩时声门关闭。

1.1.4.4　喉腔

由喉软骨借韧带和纤维膜连接并附以喉肌为基础，内面衬以黏膜等围成的管腔。向上经喉口通喉咽，向下通气管，与肺相连。

1. 皱襞

皱襞包括前庭襞和声襞。

1）前庭襞　位于上方，连于甲状软骨前角与杓状软骨声带突稍上方的前内侧缘，为呈矢状位的粉红色黏膜皱襞。

2）声襞　位于下方，连于甲状软骨与杓状软骨声带突之间的黏膜皱襞，较前庭襞更突向喉腔。

2. 裂隙

喉腔裂隙主要有前庭裂和声门裂。

1）前庭裂　位于左右前庭襞之间。

2）声门裂　位于左右声襞、杓状软骨基底部及声带突之间，分膜间部和软骨间部。

3. 喉腔分部

以前庭襞和声襞为界，喉腔分为喉前庭、喉中间腔和声门下腔 3 部。

1）喉前庭　位于喉口与前庭襞之间，上宽下窄呈漏斗状。

2）喉中间腔　位于前庭襞与声襞之间，声门裂狭窄，向两侧经前庭襞和声襞间突出的裂隙称喉室。

3）声门下腔　位于声襞至环状软骨下缘之间，接气管，易引起喉水肿。

1.1.5 气管和支气管

1.1.5.1 气管的位置与结构特点

1. 位置

气管位于食管前方，喉与气管杈之间，上端起于环状软骨下缘（第 6 颈椎下缘），下至第 4～5 胸椎（胸骨角）分叉为左、右主支气管。

2. 结构特点

气管由气管软骨以及连接各环之间的平滑肌和结缔组织构成。气管软骨由 14～17 个呈“C”形透明软骨环构成。

· 气管隆嵴：为气管杈内面呈矢状位的向上凸出的半月状嵴，是支气管镜检标志。

1.1.5.2 支气管

支气管是由气管分出的各级分支。其中一级分支即左、右主支气管。气管中线与主支气管下缘间夹角称嵴下角。

左、右主支气管的区别：前者细而长，嵴下角大，斜行，后者短而粗，嵴下角小，走行相对直，经气管坠入的异物多进入右主支气管，临床上施行支气管镜检查或支气管插管时，易于进入右主支气管。

1.1.6 肺

1.1.6.1 肺的形态

1. 位置

肺位于胸腔内，纵隔两侧。

2. 形态

两肺外形不同，右肺宽而短，左肺狭而长。肺呈圆锥形，有 1 尖、1 底、2 面和 3 缘。

1）1 尖　即肺尖，钝圆，经胸廓上口突至颈根部，超出锁骨内侧 1/3 段上方 2.5 cm。

2）1 底　即肺底，位于膈上面，又称膈面，呈半月形凹陷。

3）2 面

（1）肋面　与胸壁的肋和肋间肌相邻。

（2）内侧面（纵隔面）　中部凹陷称肺门。

·肺门：位于纵隔面中部凹陷，是支气管、肺动脉、肺静脉、支气管动脉、支气管静脉、神经和淋巴管等结构出入肺的门户。

·肺根：为进出肺门的结构，包括支气管、肺动脉、肺静脉、支气管动脉、支气管静脉、神经和淋巴管等。

4）3 缘

（1）前缘　前缘锐利，左肺前缘下部有心切迹，其下方有一突起称左肺小舌。

（2）后缘　圆钝。

（3）下缘　肋面、纵隔面与膈面的移行处形成肺下缘，下缘较薄锐，其位置随呼吸运动而上下移动。

肺借叶间裂分叶，左肺的叶间裂称斜裂，由后上斜向前下，将左肺分为上、下二叶。右肺除斜裂外，还有一条水平裂，将右肺分为上、中和下三叶。

1.1.6.2　支气管树

左、右主支气管在肺门处分出 2 级支气管，进入肺叶，称为肺叶支气管。左主支气管分为上叶和下叶支气管；右主支气管分为上叶、中叶和下叶支气管。肺叶支气管进入肺叶内继续分支即肺段支气管。肺段支气管再分成小支气管、细支气管、终末性支气管、呼吸性细支气管、肺泡管和肺泡囊。各级支气管在肺内反复分支呈树枝状，称支气管树。

1.1.6.3　支气管肺段

支气管肺段是指每一肺段支气管（第 3 级支气管）及其分支分布区的全部肺组织。肺段呈圆锥形，尖端朝向肺门，底朝向肺表面，构成肺的形态学和功能学的独立单位。

1.1.7　胸膜

1.1.7.1　胸膜与胸膜腔

胸膜为一层浆膜，分布于胸壁内面、膈上面、纵隔两侧面和肺表面。

1. 胸膜分部

1）壁胸膜　被覆于胸壁内面、膈上面和纵隔两侧面，以及延伸至颈根部等处的胸膜，依其衬覆部位不同分为 4 部分。

（1）肋胸膜　覆于肋与肋间隙内面。

（2）膈胸膜　覆盖于膈上面，与膈紧密相贴，不易剥离。

（3）纵隔胸膜　覆于纵隔两侧面。其中部包绕肺根，并在肺根下方两层胸膜移行重叠形成冠状位皱襞，称肺韧带。肺韧带连于肺与纵隔之间，对肺有固定作用。

(4) 胸膜顶　肋胸膜和纵隔胸膜向上的延续，突出胸廓上口伸至颈根部，覆盖于肺尖上方。胸膜顶通常位于锁骨内侧 1/3 上方 2.5 cm。因此，临床上针灸或做锁骨上臂丛神经麻醉时，应注意胸膜顶的位置，以免造成气胸。

2) 脏胸膜　覆盖在肺表面，伸入叶间裂。

2. 胸膜腔

壁、脏两层胸膜在肺根处相互移行，脏、壁胸膜间的间隙为胸膜腔，具有潜在、密闭的特点，左右各一，内为负压，仅含少量浆液，可减少呼吸时的摩擦。

3. 胸膜隐窝

胸膜隐窝又称胸膜窦，为胸膜脏层与壁层之间相互移行形成的较大的潜在腔隙，在吸气时，肺的边缘仍不能伸入其内，包括肋膈隐窝和肋纵隔隐窝。

1) 肋膈隐窝　位于肋胸膜和膈胸膜返折处，胸膜腔最低点，胸膜腔积液穿刺常用部位。

2) 肋纵隔隐窝　位于肋胸膜和纵隔胸膜前缘转折处，左侧较为明显。

1.1.7.2　胸膜和肺的体表投影

1. 胸膜前界

胸膜前界为肋胸膜与纵隔胸膜的反折线，左、右略有不同。两侧均起自胸膜顶，向内下斜行，在第 2 胸肋关节水平，两侧互相靠拢，在正中线附近垂直下行，直到第 4 胸肋关节分开。左、右胸膜前界的上、下端彼此分开，各形成一个三角形的间隙，中间部分彼此靠近。上端形成的间隙称胸腺区(上胸膜间区)，下端形成的间隙称心包区(下胸膜间区)。

1) 胸腺区　位于胸骨柄后方、第 2 肋软骨以上。

2) 心包区　位于胸骨体下部和左侧第 4,5 肋软骨后。心包无胸膜覆盖(心包裸区)，常经左剑肋角行心包穿刺。

肺的前界几乎与胸膜前界相同。

2. 肺和胸膜下界的体表投影

两肺下缘体表投影比胸膜下界的返折线高出约两个肋骨，如表 1.2 所示。

表 1.2　肺下界和胸膜下界的体表投影

胸部标志线	锁骨中线	腋中线	肩胛线	后正中线
肺下界	第 6 肋	第 8 肋	第 10 肋	第 10 胸椎棘突
胸膜下界	第 8 肋	第 10 肋	第 11 肋	第 12 胸椎棘突

1.1.8　纵隔

纵隔是左右纵隔胸膜之间的全部器官、结构和结缔组织的总称。其分部常用四分法，即以胸骨角平面为界分为上、下纵隔，下纵隔以心包为界，分为前、中、后纵隔。

1.2 呼吸系统的组织结构

【知识要点】

1. 气管、主支气管的组织结构

2. 肺导气部和呼吸部的组织结构、肺小叶的组成、Ⅰ型和Ⅱ型肺泡细胞的超微结构和功能、气血屏障的组成、肺泡隔的组成与功能

【正文】

1.2.1 鼻腔和喉

1.2.1.1 鼻腔

鼻以软骨和骨为支架，表面覆有皮肤，是呼吸道的起始部分，又是嗅觉和辅助发音的器官。鼻腔由鼻前庭和固有鼻腔组成，固有鼻腔又分为呼吸部和嗅部两部分。鼻腔内表面衬贴有黏膜，由上皮和固有层构成。

鼻前庭为鼻腔入口处。自鼻腔边缘向内，由角化的复层扁平上皮逐渐移行为湿润的未角化的复层扁平上皮。固有层中有毛囊、皮脂腺和汗腺，该处有鼻毛可阻挡吸入空气中的尘埃与异物。鼻前庭黏膜深部与软骨膜相贴。固有鼻腔的呼吸部和嗅部的组织结构与功能特点见表 1.3。

表 1.3 固有鼻腔呼吸部和嗅部的组织结构与功能

	部位	黏膜特征	功能
呼吸部	下鼻甲、中鼻甲、鼻道及鼻中隔中下部	粉红色，面积大 假复层纤毛柱状上皮，杯状细胞较多；固有层有混合腺（鼻腺）、丰富的静脉丛以及浆细胞、肥大细胞和淋巴组织	黏附并排出尘粒；通过散热和渗出对吸入空气进行加温、加湿
嗅部	鼻中隔上部、上鼻甲及鼻腔顶部	淡黄色，面积小 假复层柱状上皮（嗅上皮），由嗅细胞、支持细胞和基细胞构成；固有层有浆液性的嗅腺	溶解吸入空气中的化学物质，清洗上皮，以保持嗅觉敏感性和准确性

嗅上皮中的嗅细胞为双极感觉神经元，执行嗅觉功能。其胞体呈梭形，细胞核圆形。树突伸向上皮表面，略膨大的末端为嗅泡，嗅泡向游离面发出 10～30 根嗅毛（静纤毛），伏于上皮表面的嗅腺分泌物中。嗅细胞的轴突很长，穿出上皮基膜后被神经膜细胞包绕，形

成多条无髓神经纤维组合成嗅神经。嗅毛可感受有气味的化学物质的刺激，传入中枢，产生嗅觉。

1.2.1.2 喉

喉以软骨为支架，借韧带、关节和肌组织相连而成，是气体通道和发音器官。喉入口处前方的会厌由会厌软骨（弹性软骨）表面覆以黏膜构成，除喉面基部为假复层纤毛柱状上皮外，喉面上部及舌面均为复层扁平上皮，且舌面上皮含有味蕾。会厌各部黏膜固有层均为疏松结缔组织，深部与会厌软骨的软骨膜相贴。

喉侧壁黏膜向喉腔突出形成上、下两对前后方向的皱襞，分别为室襞和声襞，二者间为喉室。室襞与喉室的黏膜相似，为夹有杯状细胞的假复层纤毛柱状上皮，固有层为细密结缔组织；黏膜下层为疏松结缔组织。声襞即声带，分为膜部和软骨部。膜部为游离缘，表面为复层扁平上皮，固有层的浅层疏松，深部致密富含弹性纤维为声韧带，并有骨骼肌构成的声带肌。软骨部位于基部，黏膜结构与室襞相似。

1.2.2 气管和主支气管

气管与主支气管是沟通肺与外界的重要管道。气管管壁的主要支架为十余个“C”字形软骨环，借助结缔组织上下串连而成。管壁由内向外可分为黏膜、黏膜下层和外膜三层。

1. 黏膜

1）上皮　为假复层纤毛柱状上皮，由纤毛细胞、杯状细胞、基细胞、刷细胞和小颗粒细胞等组成。

（1）纤毛细胞　游离面纤毛可向咽部摆动，以清除进入气道的细菌与尘粒。

（2）杯状细胞　分泌黏蛋白参与构成气管腔面的黏液层，黏附进入气道的异物颗粒。

（3）基细胞　上皮深部的锥形小细胞，为干细胞，可分化为上皮层的其他细胞。

（4）刷细胞　游离面富有微绒毛，基部有与传入神经末梢形成的突触。

（5）小颗粒细胞　较少，锥形。属于弥漫性神经内分泌系统（DNES），分泌物可调节呼吸道平滑肌的收缩和腺体的分泌。

2）固有层　含弹性纤维，弥散淋巴组织和浆细胞，浆细胞可与上皮细胞协同产生sIgA，分泌至黏膜表面以增强呼吸道的局部免疫功能。

2. 黏膜下层

富含小血管、淋巴管和气管腺（混合腺）的疏松结缔组织。气管腺分泌物与杯状细胞的分泌物，共同参与构成气管腔面的黏液层。

3. 外膜

为“C”字形透明软骨环和结缔组织。气管壁背侧缺乏软骨环支撑的膜壁部，由富含气管腺的结缔组织和平滑肌束连接。相邻软骨环以弹性纤维构成的膜状韧带相连。

主支气管的组织结构与气管相似，只是管腔变小、管壁变薄，三层结构分界不明显，环状软骨逐渐被散在而不规则的软骨片所取代。

1.2.3 肺

肺外表面覆有一层浆膜(胸膜脏层)。肺实质主要由反复分支的支气管树和分支末端的肺泡组成。支气管树可分为导气部和呼吸部。肺间质为分布于支气管树和肺泡周围的肺内结缔组织。

肺小叶由每一个细支气管连同它的各级分支和肺泡构成,呈尖端朝向肺门,底部朝向肺胸膜的锥体形,外周有薄层结缔组织构成小叶间隔。肺小叶是肺的结构单位。

1.2.3.1 肺导气部

肺导气部是空气出入肺深部的通道,包括叶支气管、段支气管、小支气管、细支气管和终末细支气管。其中叶支气管、段支气管在组织结构上与小支气管一致。随着导气部各级支气管不断分支,管径趋小,结构趋简,管壁黏膜出现皱襞,三层结构愈加分界不清。导气部各支气管的组织结构见表 1.4。

表 1.4 导气部各支气管的组织结构

分段	管径	上皮	混合腺	软骨片	平滑肌束
叶、段、小支气管	>1 mm	假复层纤毛柱状,杯状细胞较多	由多渐少	由多渐少	断续、螺旋状
细支气管	<1 mm	假复层纤毛柱状至单层柱状,杯状细胞数量逐渐减少	渐少	少而小,或无	相对增多,断续、螺旋状
终末细支气管	<0.5 mm	单层柱状,纤毛细胞渐少,无杯状细胞	无	无	相对增多,完整成层

终末细支气管上皮内,除纤毛细胞外主要为分泌细胞(克拉拉细胞),这种细胞自小支气管即已出现,之后逐渐增多。其胞体为柱形,顶部略隆起。胞质内含滑面内质网和分泌颗粒,可分泌蛋白水解酶,分解黏液,保障气道通畅;滑面内质网含较多氧化酶系,具有生物转化和解毒作用。此外,分泌细胞能产生表面活性样物质,降低细支气管等小气道的表面张力。

细支气管与终末细支气管的管壁缺乏软骨支持,其管径大小由管壁平滑肌支配,可以调节进入呼吸部的空气流量。发生支气管哮喘时,细支气管与终末细支气管的管壁平滑肌可出现痉挛性收缩,可造成气道狭窄,导致呼吸时产生哮鸣音及呼吸困难。

1.2.3.2 肺呼吸部

肺呼吸部包括呼吸性细支气管、肺泡管、肺泡囊和肺泡,各段均有数量不等的肺泡开口,执行气体交换功能。

1. 呼吸性细支气管

呼吸性细支气管是导气部向呼吸部过渡的管道,管壁上有少量肺泡开口,管壁结构因而不完整。管壁上皮为单层纤毛柱状,逐渐移行为单层柱状或立方形,上皮外有薄层环形平滑肌纤维和弹性纤维。

2. 肺泡管

肺泡管管壁四周连通有许多肺泡，自身管壁结构很少，表现为相邻肺泡间隔的末端（自身管壁）呈结节状膨大，管壁上皮单层立方形，上皮外有少量弹性纤维和平滑肌纤维。

3. 肺泡囊

肺泡囊为数个肺泡共同围成的囊腔，肺泡开口处无平滑肌，无结节状膨大。

4. 肺泡

肺泡为支气管树的末端膨大部分，呈多面形囊泡状，一端开口于肺泡囊、肺泡管或呼吸性细支气管。

肺泡是进行气体交换的重要场所。肺泡壁很薄，由单层肺泡上皮构成，相邻肺泡之间的薄层结缔组织为肺泡隔。肺泡上皮由Ⅰ型肺泡细胞（扁平细胞）和Ⅱ型肺泡细胞（分泌细胞）组成，相邻细胞间有连接复合体，防止组织液渗入肺泡腔，同时也阻止肺泡腔内微小粉尘或病原体侵入肺组织。肺泡上皮表面由Ⅱ型肺泡细胞分泌的表面活性物质（液体膜）覆盖。Ⅰ型肺泡细胞和Ⅱ型肺泡细胞的形态结构及功能比较见表 1.5。

此外，每个肺泡壁上有一至数个肺泡孔，为相邻肺泡之间相通的小孔，可以平衡肺泡间气体的气压。

表 1.5　Ⅰ型肺泡细胞和Ⅱ型肺泡细胞的比较

	数量	光镜结构	超微结构	功能
Ⅰ型肺泡细胞	数量少，铺展覆盖于所有肺泡表面	细胞扁平，胞质菲薄，核略厚，扁椭圆形	胞质内有少量线粒体，近胞膜处有较多吞饮小泡	参与气血交换；吞噬和转运微小粉尘和表面活性物质
Ⅱ型肺泡细胞	数量多，只占据肺泡表面的极小部分	嵌于Ⅰ型肺泡细胞间，圆形或立方形，胞质嗜酸性，呈泡沫状	胞质内含嗜锇性板层小体（成分：二棕榈酰卵磷脂）	分泌表面活性物质，降低肺泡表面张力，稳定肺泡直径；增殖补充Ⅰ型肺泡细胞

1.2.3.3　气-血屏障（呼吸膜）

气-血屏障是肺泡（O_2）与血液（CO_2）之间进行气血交换所需透过的薄层结构，又称呼吸膜。它由肺泡表面活性物质、Ⅰ型肺泡细胞与基膜、薄层结缔组织、毛细血管基膜与连续内皮构成。厚度仅 0.2～0.5 μm，有利于气体交换的迅速进行。

1.2.3.4　肺间质

由分布于支气管树和肺泡周围的肺内结缔组织构成。肺泡隔是位于相邻肺泡之间的肺间质，含有密集的连续毛细血管、丰富的弹性纤维和巨噬细胞。

肺的血液供应有两组，分别来自肺动脉和支气管动脉。肺动脉是功能性血管，支气管动脉是营养性血管，它们的分支与肺内各级支气管伴行，并在肺泡隔、呼吸性细支气管等处形成丰富的毛细血管网。

1.3 呼吸系统的发生

【知识要点】

呼吸系统发生的原基、发生过程及常见先天性疾病

【正文】

1.3.1 鼻的发生

胚胎第 4 周时，胚体头部口咽膜上方的间充质增生，形成一较大的额鼻突。额鼻突下缘的两外侧方，局部外胚层增厚形成左、右鼻板，鼻板中央凹陷形成鼻窝，与下方的口凹相通。围于鼻窝两侧的马蹄形隆起分别为内侧鼻突与外侧鼻突，在鼻的演化过程中二者从两侧向正中方向移动和合并。

鼻窝持续下陷形成原始鼻腔和外鼻孔。额鼻突下缘局部间充质隆起形成鼻梁和鼻尖，左、右内侧鼻突相互靠拢愈合，向鼻腔深部形成板状垂直的鼻中隔，分隔左右鼻腔。外侧鼻突发育成鼻外侧壁和鼻翼。

1.3.2 喉、气管和肺的发生

胚胎第 4 周时，与前肠相连的原始咽尾端，底壁正中出现一条纵形的喉气管沟，此沟不断加深并逐渐向咽的腹侧膨出，形成盲囊状的喉气管憩室，并逐渐向尾侧生长分化。在喉气管憩室和背侧的食管之间有气管食管隔。

喉气管憩室是呼吸系统发生的原基，其上端发育为喉，中段发育为气管，尾端膨大且分支形成左、右两支肺芽，左右肺芽生长迅速并反复分支，形成主支气管和肺内支气管树及肺泡，故肺芽是支气管和肺的原基。胚 25～30 周时，Ⅱ型肺泡细胞分化形成后，逐渐分泌肺泡表面活性物质。

1.3.3 呼吸系统的先天性疾病

1.3.3.1 气管食管瘘

气管食管瘘是由于气管食管隔发育不良，导致气管与食管不能完全分隔，二者之间有瘘管相通。

1.3.3.2 透明膜病

多见于妊娠 28 周前的早产儿，由于Ⅱ型肺泡细胞尚不成熟，无法分泌足量的肺表面

活性物质，导致新生儿由于肺泡表面张力大而出现肺不张，呼吸困难等呼吸窘迫综合征的表现，而缺血、缺氧又引起肺泡毛细血管通透性增加，血浆蛋白渗出于肺泡上皮表面形成透明膜样结构，进一步加剧呼吸困难。

习 题 1

A1型题

(　　)1. 关于呼吸系统的描述，不正确的是

A. 由鼻、咽、喉、气管和各级支气管、肺组成

B. 主要功能是吸入氧气

C. 肺由实质组织和间质组成，包括支气管树、肺泡、结缔组织、血管、淋巴结、淋巴管和神经等

D. 肺具有内分泌功能，属于弥散性神经内分泌系统的组成部分之一

E. 其内分泌细胞存在于支气管和肺上皮

(　　)2. 有关上呼吸道的组成正确的是

A. 鼻和咽两部分　　B. 鼻、咽和喉三部分

C. 鼻至气管的一段　　D. 鼻至主支气管的一段

E. 喉至叶支气管的一段

(　　)3. 属下呼吸道的是

A. 咽　　B. 喉　　C. 叶支气管　　D. 终末细支气管

E. 肺泡

(　　)4. 关于鼻腔的描述，不正确的是

A. 以骨为基础，衬以黏膜和皮肤　　B. 由鼻中隔分成左、右两腔

C. 前经鼻孔通外界　　D. 可分为鼻前庭和固有鼻腔

E. 黏膜可分为呼吸部和嗅部

(　　)5. 构成鼻中隔的结构有

A. 鼻中隔软骨、筛骨垂直板和犁骨　　B. 鼻中隔软骨和筛板

C. 鼻骨、筛骨垂直板和犁骨　　D. 筛骨垂直板和犁骨

E. 鼻中隔软骨、鼻骨和筛板

(　　)6. 开口于上鼻道的鼻旁窦是

A. 上颌窦　　B. 额窦

C. 前筛窦和中筛窦　　D. 后筛窦

E. 蝶窦

(　　)7. 上颌磨牙牙根炎症，感染容易扩散至哪个鼻旁窦

A. 上颌窦　　B. 额窦

C. 蝶窦　　D. 前筛窦、中筛窦

E. 后筛窦

(　　)8. 关于鼻阈，不正确的描述是

A. 鼻阈前为鼻前庭

B. 为黏膜和皮肤的交界处

C. 鼻阈后为固有鼻腔

D. 鼻阈前由皮肤覆盖，生有鼻毛，有滤过和净化空气的功能

E. 鼻阈后面因缺少皮下组织且富有皮脂腺和汗腺而好发疖肿

(　　)9. 颅底外伤的病人，脑脊液和血液从鼻腔流出，试问是伤及以下哪个结构

A. 鼻骨　　B. 泪骨

C. 筛骨筛板　　D. 蝶骨体

E. 腭骨

(　　)10. 上颌窦开口于哪个结构

A. 最上鼻道　　B. 上鼻道

C. 中鼻道　　D. 下鼻道

E. 蝶筛隐窝

(　　)11. 关于咽的描述，正确的是

A. 上借咽峡续口腔　　B. 下平第 6 颈椎上缘处移行于食管

C. 分为鼻咽部、口咽部和喉咽部　　D. 腭扁桃体位于口腔内

E. 仅是消化道的通路

(　　)12. 关于咽峡的描述，正确的是

A. 鼻咽和口咽的分界

B. 口咽和喉咽的分界

C. 由腭垂(或悬雍垂)、腭帆游离缘、两侧的腭舌弓和舌根所围成

D. 由腭垂(或悬雍垂)、腭帆游离缘、两侧的腭咽弓和舌根所围成

E. 前方有扁桃体窝

(　　)13. 不属于鼻咽部两侧壁上的结构为

A. 咽鼓管咽口　　B. 咽鼓管圆枕

C. 咽隐窝　　D. 咽鼓管扁桃体

E. 咽扁桃体

(　　)14. 关于咽隐窝的描述，正确的是

A. 黏膜深面有咽扁桃体　　B. 其后方为咽鼓管圆枕

C. 咽鼓管咽口位于其后方　　D. 容纳腭扁桃体

E. 鼻咽癌的好发部位

(　　)15. 有关喉咽的描述，不正确的是

A. 喉咽是咽的最下部，稍狭窄

B. 位于会厌上缘平面与甲状软骨下缘平面之间

C. 喉口的两侧为梨状隐窝

D. 位于会厌上缘平面与第六颈椎体下缘平面之间

E. 梨状隐窝为异物常滞留之处

(　　)16. 关于喉的描述,正确的是

A. 可分为喉前庭和喉下腔

B. 弹性圆锥又称声韧带

C. 声襞由声韧带、声带肌和黏膜组成

D. 方形膜的游离下缘构成声韧带

E. 经喉口与食管相连

(　　)17. 成对的喉软骨有

A. 甲状软骨　　B. 环状软骨

C. 杓状软骨　　D. 会厌软骨

E. 以上都不是

(　　)18. 有关弹性圆锥,描述不正确的是

A. 它是圆锥形的弹性纤维膜

B. 起自甲状软骨前角后面,止于杓状软骨声带突和环状软骨

C. 其上缘游离增厚,称声韧带

D. 环甲膜中部弹性纤维增厚,称环甲正中韧带

E. 急性喉阻塞时,可在环状软骨气管韧带处穿刺或切开

(　　)19. 环甲肌的作用是

A. 开大声门裂,紧张声带　　B. 缩小声门裂

C. 紧张并拉长声韧带　　D. 松弛声韧带

E. 缩小喉口

(　　)20. 开大声门裂并紧张声带的肌肉是

A. 环甲肌　　B. 甲杓肌

C. 环杓侧肌　　D. 环杓后肌

E. 杓斜肌

(　　)21. 使声带松弛的肌肉是

A. 环甲肌　　B. 甲杓肌

C. 环杓侧肌　　D. 环杓后肌

E. 杓斜肌

(　　)22. 喉炎时容易水肿的部位是

A. 喉口黏膜　　B. 喉前庭黏膜

C. 喉中间腔黏膜　　D. 喉室黏膜

E. 声门下腔黏膜

(　　)23. 有关前庭襞和声襞的描述，正确的是

A. 是喉腔中部内面的两对黏膜皱襞

B. 呈冠状位

C. 上方一对是声襞

D. 下方一对称前庭襞

E. 声襞和前庭襞之间的梭形隐窝称喉中间腔

(　　)24. 声韧带附着的喉软骨是

A. 甲状软骨和会厌软骨

B. 甲状软骨和环状软骨

C. 甲状软骨和杓状软骨

D. 环状软骨和杓状软骨

E. 环状软骨和会厌软骨

(　　)25. 关于气管的描述，正确的是

A. 颈、胸两部分的分界标志是胸骨角平面

B. 在第四胸椎体下缘平面分为左、右主支气管

C. 分杈处称气管隆嵴

D. 软骨环完整呈"O"字形

E. 气管切开术通常在第 1～3 气管软骨环处进行

(　　)26. 左主支气管的特点是

A. 粗、短、走行水平

B. 细、长、走行垂直

C. 粗、短、走行垂直

D. 细、长、走行水平

E. 粗、长、走行垂直

(　　)27. 右主支气管的特点是

A. 细而短，嵴下角大

B. 粗而短，嵴下角大

C. 细而长，嵴下角大

D. 粗而长，嵴下角大

E. 粗而短，嵴下角小

(　　)28. 有关肺的描述，正确的是

A. 位于胸膜腔内

B. 左肺分三叶，右肺分二叶

C. 右肺前缘有心切迹

D. 肺尖高出锁骨上方

E. 深呼吸时可充满肋膈隐窝

(　　)29. 关于肺，描述正确的是

A. 右肺心切迹下方有肺小舌

B. 肺尖超出胸廓上口 2～3 cm

C. 左肺有水平裂

D. 肺尖的投影与胸膜顶不同

E. 肺根内自前向后有肺静脉、肺动脉和支气管

(　　)30. 肺根的结构从前至后为

A. 肺动脉、肺静脉、支气管

B. 肺静脉、支气管、肺动脉

C. 支气管、肺动脉、肺静脉　　D. 肺静脉、肺动脉、支气管
E. 肺动脉、支气管、肺静脉

(　　)31. 右肺根的结构排列规律是
A. 自前向后有上肺静脉、肺动脉、主支气管
B. 自上向下有肺动脉、上肺静脉、主支气管
C. 自前向后有主支气管、肺动脉、上肺静脉
D. 自上向下有肺动脉、上叶支气管、上肺静脉、下叶支气管
E. 奇静脉在后上方

(　　)32. 左肺根的结构从上至下为
A. 肺动脉、肺静脉、支气管　　B. 肺静脉、支气管、肺动脉
C. 支气管、肺动脉、肺静脉　　D. 肺静脉、肺动脉、支气管
E. 肺动脉、支气管、肺静脉

(　　)33. 某患者因肺内肿物需做肺段切除术，下列关于肺段的描述，错误的是哪一项
A. 第三级支气管及其所属的肺组织构成一个肺段
B. 相邻肺段间以肺静脉属支和结缔组织分隔
C. 段间静脉收集相邻肺段的血液
D. 每一个肺段呈圆锥形
E. 肺段间有肺段动脉、肺段支气管及其血管伴行

(　　)34. 肺手术切断肺韧带时，须注意保护的结构是
A. 下叶支气管　　B. 肺动脉
C. 左、右肺下静脉　　D. 迷走神经
E. 心包膈血管

(　　)35. 某患者心脏突然停止跳动，医生决定做心内注射以抢救病人，为避免损伤胸膜，正确的进针部位是
A. 胸骨右缘第四肋间隙　　B. 胸骨右缘第五肋间隙
C. 胸骨左缘第四肋间隙　　D. 胸骨左缘第五肋间隙
E. 胸骨下角靠右

(　　)36. 关于胸膜和胸膜腔，描述正确的是
A. 壁胸膜为衬贴于胸壁内面的浆膜
B. 覆盖胸腔各器官表面的浆膜称脏胸膜
C. 脏、壁胸膜共同围成胸膜腔
D. 胸膜腔左、右各一，分别容纳两肺
E. 胸膜隐窝为胸膜腔的最低部位

(　　)37. 有关胸膜腔的描述，错误的是
A. 胸膜腔内呈负压　　B. 胸膜腔内有少量滑液
C. 左、右胸膜腔不相通　　D. 胸膜腔就是胸腔

E. 它是位于脏、壁两层胸膜间的潜在腔隙

(　　)38. 关于胸膜和胸膜腔的描述，正确的是

A. 包在肺尖上的是肋胸膜

B. 脏层和壁层胸膜在肺根处互相延续

C. 胸膜隐窝由壁胸膜与脏胸膜的转折所形成

D. 在腋中线，胸膜下界与第 8 肋相交

E. 胸膜顶与胸廓上口一致

(　　)39. 关于肺的下界，在锁骨中线上的是

A. 第 6 肋　　B. 第 7 肋　　C. 第 8 肋　　D. 第 10 肋

E. 第 11 肋

(　　)40. 关于胸膜的下界，在腋中线上的是

A. 第 6 肋　　B. 第 7 肋　　C. 第 8 肋　　D. 第 10 肋

E. 第 11 肋

(　　)41. 关于肋膈隐窝，正确的是

A. 位于脏胸膜与壁胸膜转折处　　B. 位于壁胸膜各部互相转折处

C. 位于肋胸膜与膈胸膜转折处　　D. 位于肋胸膜与纵隔胸膜转折处

E. 深呼吸时，肺下缘可充满此隐窝

(　　)42. 壁胸膜不包括

A. 胸膜顶　　B. 肋胸膜

C. 膈胸膜　　D. 肺胸膜

E. 纵隔胸膜

(　　)43. 开放性气胸的病人，常引起纵隔摆动，严重影响肺的正常呼吸机能，其原因是

A. 外伤破坏双侧胸膜腔负压　　B. 外伤使双侧胸膜腔不等压

C. 两侧胸膜腔相通　　D. 两侧胸膜腔不相通

E. 损伤纵隔

(　　)44. 肺韧带是由胸膜的哪一部分构成

A. 脏胸膜　　B. 纵隔胸膜

C. 纵隔胸膜和脏胸膜的移行部　　D. 肋胸膜

E. 膈胸膜

(　　)45. 上纵隔的境界，不正确的是

A. 前界为胸骨柄　　B. 后界为脊柱胸段第 1～4 胸椎体

C. 上界胸廓上口　　D. 下为膈肌

E. 两侧为纵隔胸膜

(　　)46. 纵隔的境界，正确的是

A. 前界为胸骨体　　B. 后界为脊柱胸腰段

C. 上达胸廓上口　　D. 两侧为肺胸膜

E. 下为膈肌中心腱

(　　)47. 有关纵隔，描述正确的是

A. 通常以胸骨角平面分为上、下两部

B. 下纵隔又分为前、后两部

C. 下纵隔的前部有心脏

D. 下纵隔后部有气管

E. 上纵隔内有胸主动脉

(　　)48. 下列哪个器官或结构没有包含在后纵隔内

A. 食管　　B. 膈神经

C. 迷走神经　　D. 胸主动脉

E. 胸导管

(　　)49. 有关鼻黏膜，下列哪项描述是正确的

A. 前庭部的上皮为假复层纤毛柱状上皮

B. 嗅腺位于嗅上皮中

C. 呼吸部面积比嗅部小

D. 嗅部黏膜呈淡红色

E. 鼻疖肿常发生于前庭部

(　　)50. 有关嗅细胞的描述，正确的是

A. 位于由单层纤毛柱状上皮构成的嗅黏膜内

B. 为双极感觉神经元

C. 细胞顶部的嗅毛为动纤毛

D. 嗅泡是嗅细胞的胞体

E. 细胞底部的轴突细长，为有髓神经纤维

(　　)51. 分布在气管与支气管的上皮主要是

A. 单层扁平上皮　　B. 复层扁平上皮

C. 单层立方上皮　　D. 假复层纤毛柱状上皮

E. 单层柱状上皮

(　　)52. 肺呼吸部所共有的结构特点是

A. 假复层纤毛柱状上皮　　B. 完整的平滑肌层

C. 有肺泡开口　　D. 有少量软骨片

E. 杯状细胞较少

(　　)53. Ⅱ型肺泡细胞的特点，错误的是

A. 立方形　　B. 游离面有少量微绒毛

C. 分泌表面活性物质　　D. 数量多于Ⅰ型肺泡细胞

E. 损伤后由Ⅰ型肺泡细胞修复

(　　)54. Ⅰ型肺泡细胞的特点是
A. 含嗜锇性板层小体
B. 通过吞饮肺表面活性物质参与其更新
C. 损伤后可以自我修复
D. 与肺泡Ⅱ型细胞之间没有细胞连接
E. 释放蛋白水解酶溶解黏液

(　　)55. 支气管哮喘与以下何种管壁的平滑肌发生痉挛性收缩有关
A. 肺泡管　B. 段支气管
C. 呼吸性细支气管　D. 小支气管
E. 细支气管

(　　)56. 肺内执行气体交换的重要结构是
A. 支气管　B. 细支气管
C. 肺泡孔　D. 肺泡
E. 终末细支气管

(　　)57. 以下哪一级分支开始具有气体交换功能
A. 小支气管　B. 细支气管
C. 终末细支气管　D. 呼吸性细支气管
E. 肺泡管

(　　)58. 以下哪一级分支不具有平滑肌纤维
A. 细支气管　B. 呼吸性细支气管
C. 终末细支气管　D. 肺泡囊
E. 肺泡管

(　　)59. 肺小叶由哪一级分支连同其属支和肺泡组成
A. 支气管　B. 细支气管
C. 终末细支气管　D. 呼吸性细支气管
E. 肺泡管

(　　)60. 下列肺内支气管各分支变化规律中错误的是
A. 管壁三层结构渐不明显　B. 上皮层次变薄
C. 混合腺逐渐减少　D. 平滑肌纤维相对减少
E. 软骨呈片状，并减少至消失

(　　)61. 下列终末细支气管结构特点中，错误的是
A. 有纤毛的单层柱状上皮　B. 无杯状细胞
C. 平滑肌纤维稀少　D. 无混合腺
E. 无软骨片

(　　)62. 有关肺泡囊与肺泡管的描述，错误的是
A. 二者均有多个肺泡共同开口

B. 肺泡囊在切片上可见间断出现的结节状膨大

C. 肺泡管尚有不完整的管壁

D. 肺泡囊是肺泡管的下级分支

E. 肺泡管的管壁外周有少量平滑肌纤维

(　　)63. 呼吸性细支气管的特征是

A. 无纤毛细胞　　B. 软骨片及腺体稀少

C. 平滑肌消失　　D. 管壁完整

E. 管壁由单层立方上皮和单层扁平上皮组成

(　　)64. 关于肺巨噬细胞的描述,错误的是

A. 由血液中单核细胞分化而来

B. 不进入肺泡腔,分布于肺间质

C. 胞质中常见溶酶体和吞噬体

D. 可游走到导气部

E. 吞噬、分解肺泡腔内的红细胞可形成含铁血黄素颗粒,称心衰细胞

(　　)65. 肺泡隔内不含

A. 毛细血管　　B. 弹性纤维

C. 巨噬细胞　　D. 平滑肌纤维

E. 胶原纤维

(　　)66. 有长期吸烟史的老年人X线片呈肺气肿表现,是由于

A. 毛细血管网减少　　B. 弹性纤维退化

C. 巨噬细胞增多　　D. 肥大细胞脱颗粒

E. 尘细胞聚集

(　　)67. 使扩张的肺泡回缩与以下哪种成分相关

A. 肺泡隔内的胶原纤维　　B. 肺泡隔内的弹性纤维

C. 肺表面活性物质　　D. 肺泡隔内毛细血管网

E. 肺泡隔内的尘细胞

(　　)68. 下列有关呼吸膜的组成,错误的是

A. Ⅰ型肺泡上皮　　B. 上皮基膜

C. 毛细血管基膜　　D. 有孔毛细血管内皮

E. 肺表面活性物质

(　　)69. 有关肺泡隔的特征,错误的是

A. 是相邻两肺泡上皮之间的薄层结构

B. 有着丰富的窦状毛细血管,互相吻合成网

C. 弹性纤维丰富

D. 是呼吸膜的重要组成部分

E. 属于肺间质

(　　)70. 有关Ⅰ型肺泡细胞的描述，错误的是
A. 细胞扁平形
B. 胞质内有较多吞饮小泡
C. 胞质内细胞器不发达
D. 与相邻细胞间有连接复合体
E. 数量多于Ⅱ型细胞，超过95%的肺泡表面被其覆盖

(　　)71. 下述说法中错误的是
A. 发生支气管哮喘时，终末细支气管的管壁平滑肌呈痉挛性收缩
B. 肺动脉是肺的营养性血管
C. 支气管动脉分布于支气管外膜
D. 肺静脉内血液含氧量高
E. 肺动脉分支与各级支气管伴行

(　　)72. 喉气管憩室位于食管腹侧，若二者间的间充质发育不良可导致
A. 喉气管狭窄　　B. 食管狭窄
C. 气管食管瘘　　D. 喉部闭锁
E. 气管闭锁

(　　)73. 有关呼吸系统的发生，错误的是
A. 呼吸系统发生的原基是喉气管憩室
B. 喉气管憩室开口于咽的部分发育为喉
C. 喉气管憩室的中段发育为气管和支气管
D. 喉气管憩室的末端膨大为肺芽
E. 肺芽是肺内支气管树发生的原基

(　　)74. 有关鼻的发生和形成，错误的是
A. 鼻发生于额鼻突和上颌突
B. 左右鼻板形成于额鼻突下方的两侧
C. 左右鼻窝逐渐深陷并扩大融合成原始鼻腔
D. 左右内侧鼻突相互融合形成鼻梁和鼻尖
E. 外侧鼻突形成鼻翼和鼻外侧壁大部

(　　)75. 对吸入气体具有加温、加湿作用的组织结构是
A. 鼻前庭部　　B. 鼻嗅部的嗅上皮
C. 鼻嗅部的嗅腺　　D. 鼻呼吸部的混合腺
E. 鼻呼吸部的静脉丛

(　　)76. Ⅱ型肺泡细胞分泌的表面活性物质，其主要功能是
A. 润滑肺泡表面　　B. 促进气体交换
C. 降低肺泡表面张力　　D. 使微小尘粒沉降
E. 维持肺泡形态始终不变

(　　)77. 释放于气管腔内的 sIgA 来自

A. 杯状细胞和黏膜上皮　　B. 浆细胞与黏膜上皮
C. 气管上皮中的小颗粒细胞　　D. 浆细胞和混合腺
E. 杯状细胞与混合腺

(　　)78. 呼吸性细支气管与终末细支气管的主要区别在于前者

A. 上皮细胞有纤毛　　B. 上皮内无杯状细胞
C. 无混合腺　　D. 无软骨片
E. 管壁不完整,有肺泡开口

(　　)79. 腔面被覆假复层纤毛柱状上皮,管壁有半环形软骨环的结构是

A. 气管和支气管　　B. 终末细支气管
C. 呼吸性细支气管　　D. 肺泡管
E. 肺泡囊

(　　)80. 喉气管憩室将发育为

A. 鼻和喉　　B. 鼻旁窦、喉和气管
C. 鼻、喉、气管和支气管　　D. 喉、气管、支气管和肺
E. 咽、喉、气管、支气管和肺

(　　)81. 肺巨噬细胞不分布于

A. 相邻肺泡之间　　B. 肺泡腔
C. 肺门淋巴结　　D. 呼吸性细支气管周围
E. 细支气管上皮细胞间

(　　)82. 肺的导气部不包括

A. 终末细支气管　　B. 呼吸性细支气管
C. 小支气管　　D. 段支气管
E. 细支气管

(　　)83. 肺表面活性物质的主要性质和作用是

A. 蛋白水解酶,可分解黏液
B. 磷脂,可降低肺泡表面张力
C. 糖蛋白,可维持肺泡正常结构
D. 溶酶体,可分解进入肺泡的微小尘粒
E. 糖脂,可保护肺泡上皮

(　　)84. 气管表面黏液层是由

A. 混合性腺泡和杯状细胞的分泌物形成
B. 腺体和浆细胞分泌物形成
C. 杯状细胞和浆细胞分泌物形成
D. 纤毛和杯状细胞分泌物形成
E. 克拉拉细胞与杯状细胞分泌物形成

(　　)85. 呼吸系统的导气部始于鼻，止于
A. 小支气管
B. 细支气管
C. 肺泡管
D. 终末细支气管
E. 呼吸性细支气管

(　　)86. 下列哪项不是造成新生儿呼吸窘迫症的原因
A. 早产儿
B. Ⅱ型肺泡细胞发育不良
C. 肺泡表面张力大
D. 毛细血管通透性改变
E. 红细胞漏出于肺泡上皮外

(　　)87. 细小气道阻塞时可以防止肺泡萎陷的结构是
A. 克拉拉细胞
B. Ⅰ型肺泡细胞
C. 肺泡孔
D. 肺内毛细血管网
E. 肺内弹性纤维

(　　)88. 有关气血屏障错误的是
A. 位于Ⅰ型肺泡上皮和肺泡隔毛细血管之间
B. 是肺泡内 CO_2 和毛细血管内 O_2 进行气血交换的场所
C. 肺纤维化会增加呼吸膜的厚度，导致气血交换障碍
D. 肺淤血时红细胞会穿过屏障进入肺泡腔内，影响气体交换
E. 肺泡隔毛细血管网主要来自肺动脉

(　　)89. 喉气管憩室发生的部位是
A. 额鼻突正中腹侧壁
B. 原始咽正中部
C. 原始咽尾端正中腹侧壁
D. 原始咽尾端正中背侧壁
E. 口凹底部正中

(　　)90. 主支气管壁的结构由内向外分别是
A. 黏膜、黏膜下层、肌层和外膜
B. 复层扁平上皮、黏膜下层、固有层和外膜
C. 假复层纤毛柱状上皮、固有层、黏膜下层、肌层和外膜
D. 假复层纤毛柱状上皮、固有层、黏膜下层和外膜
E. 单层柱状上皮、黏膜下层、固有层和外膜

A2 型题

(　　)91. 患者,女,29 岁。车祸挤压左胸背部,急诊入院。X 线检查示:左胸第 7 肋骨折,断端刺入胸膛,皮下有气体,左肺上叶明显塌陷,左肋膈隐窝变钝,诊断为气胸、血胸。拟以粗针头插入胸膜腔抽液,以下说法错误的是

A. 胸膜腔积液穿刺抽液的位置是肋纵隔隐窝

B. 气胸是指胸膜腔内进入空气

C. 气胸一般在 2、3 肋间隙进针

D. 胸膜腔积液穿刺抽液的位置是肋膈隐窝

E. 气胸的原因可能是肋骨骨折端刺破壁胸膜

(　　)92. 男性,72 岁,50 余年吸烟史,X 线检查表现为胸腔前后径增大,胸骨前突,肺纹理减少等。肺功能测定表现为残气量增加、肺总量增加、残气/肺总量比值增高,请问该疾病与下列何种结构的破坏和退化有关

A. 肺泡孔　　B. 弹性纤维

C. 胶原纤维　　D. 网状纤维

E. 毛细血管网

(　　)93. 患儿 3 岁,先有轻度上呼吸道感染,3 日后突然高热,体温 38～39℃,咳嗽加剧、气促送医,被诊断为小叶性肺炎,请问该型肺炎主要涉及的病变范围在何处

A. 叶支气管及其下属分支

B. 段支气管及其下属分支

C. 部分小支气管及其下属分支

D. 部分细支气管及其下属分支

E. 部分呼吸性细支气管及其下属分支

(　　)94. 一青年教师在连续上了四节课后出现发声困难,声音嘶哑及咽痛等症状,五官科检查显示声带水肿,请指出发生病变的确切部位

A. 室襞

B. 声襞膜部固有层浅层

C. 声襞膜部固有层深部

D. 声带肌

E. 声襞软骨部

A3 型题

患儿为孕 26.5 周出生的男性新生儿,出生后不久即出现进行性呼吸困难、青紫、呼气性呻吟、吸气性三凹征和呼吸衰竭。

(　　)95. 该患儿可能患有的疾病是

A. 间质性肺炎　　B. 气管异物

C. 支气管肺炎　　D. 肺透明膜病
E. 支气管哮喘

(　　)96. 患儿出现呼吸困难的原因，哪项是错误的
A. 肺表面活性物质分泌不足
B. 肺泡表面张力过大
C. 患儿肺组织不能完全张开通气，导致呼吸困难
D. 血氧不足使肺毛细血管通透性改变，血浆蛋白漏出于肺泡上皮表面形成透明膜
E. 缺氧降低肺毛细血管通透性，血浆蛋白附着于肺泡上皮形成透明膜，加剧呼吸困难

患者男，75 岁，因呼吸困难 4 天，无法平躺紧急入院，查体：神情烦躁、大汗淋漓，面色灰白、口唇发绀，血压 160/90 mmHg，脉搏不规则 130 次/分，气喘，并咳大量粉红色泡沫痰。患者 10 年前因心梗曾行心脏搭桥手术。

(　　)97. 患者可能患有下列何种疾病
A. 左心衰竭，肺淤血　　B. 右心衰竭，肝淤血
C. 大叶性肺炎　　D. 间质性肺炎
E. 成人呼吸窘迫症

(　　)98. 试推测该疾病会引起何种细胞异常
A. Ⅰ型肺泡细胞内出现脂褐素颗粒
B. Ⅱ型肺泡细胞内出现含磷脂的板层小体
C. 肺巨噬细胞出现含铁血黄素颗粒
D. 成纤维细胞出现前胶原蛋白
E. 中性粒细胞内出现含铁血黄素颗粒

B1 型题

99～102

A. 浆细胞　B. Ⅰ型肺泡细胞　C. Ⅱ型肺泡细胞　D. 克拉拉细胞　E. 嗅细胞

(　　)99. 是双极神经元
(　　)100. 分泌物可以防止小气道黏膜皱襞相互粘连
(　　)101. 参与形成分布于导气部黏膜的分泌型免疫球蛋白
(　　)102. 细胞质内含有数个主要成分为二棕榈酰卵磷脂的膜被小体

103～106

A. 小颗粒细胞　B. 嗅细胞　C. 纤毛细胞　D. 肺巨噬细胞　E. 刷细胞

(　　)103. 具有摄取、吞噬异物和呈递抗原作用
(　　)104. 属于弥散神经内分泌系统，释放胺类或肽类物质

(　　)105. 细胞基部与感觉神经末梢形成突触
(　　)106. 细胞基部发出轴突参与构成无髓神经纤维

107～110

A.支气管哮喘　B. 间质性肺炎　C. 慢性支气管炎　D. 气管食管瘘　E. 肺气肿

(　　)107. 新生儿每次吞咽流质食物即发生短暂窒息
(　　)108. 吸入无机粉尘致肺泡隔纤维增生
(　　)109. 细小气道发生持续性痉挛
(　　)110. 黏液性腺泡增生肥大，分泌物积聚其中潴留

111～114

A. 内胚层　B. 胚内的脏壁中胚层　C. 外侧　D. 内侧鼻突　E. 额鼻突

(　　)111. 鼻翼源自
(　　)112. 鼻板源自
(　　)113. 气管上皮源自
(　　)114. 支气管壁的结缔组织、软骨片和平滑肌源自

简答题

115. 试述喉的构成及喉腔的分部。
116. 左、右主支气管在形态上有何差异？
117. 试述肺的位置、形态。
118. 怎样在体表确定胸膜壁层的下界？
119. 简述胸膜腔和肋膈隐窝。
120. 简述气管的位置和分部以及气管隆嵴的结构特点。
121. 试述咽的位置、分部及其形态结构和连通。
122. 简述肺导气部各级支气管壁结构的变化规律。
123. 为何支气管的慢性炎症会影响吸入气体的净化作用？
124. 试述肺泡管与肺泡囊在结构上的异同。
125. 为何肺间质的纤维化会影响气体交换？
126. 简述肺泡Ⅱ型细胞的结构及其作用。

参考答案

题号	1	2	3	4	5	6	7	8	9	10
知识点编码	1.1.1	1.1.1	1.1.1	1.1.2	1.1.2	1.1.2	1.1.2	1.1.2	1.1.2	1.1.2
参考答案	B	B	C	A	A	D	A	E	C	C

题号	11	12	13	14	15	16	17	18	19	20
知识点编码	1.1.3.2	1.1.3.2	1.1.3.2	1.1.3.2	1.1.3.2	1.1.4.2 1.1.4.4	1.1.4.1	1.1.4.2	1.1.4.3	1.1.4.3
参考答案	C	C	E	E	B	C	C	E	C	D
题号	21	22	23	24	25	26	27	28	29	30
知识点编码	1.1.4.3	1.1.4.4	1.1.4.4	1.1.4.2	1.1.5.1	1.1.5.2	1.1.5.2	1.1.6.1	1.1.6.1	1.1.6.1
参考答案	B	E	A	C	B	D	E	D	E	D
题号	31	32	33	34	35	36	37	38	39	40
知识点编码	1.1.6.1	1.1.6.1	1.1.6.2	1.1.6.1	1.1.7.2	1.1.7.1	1.1.7.1	1.1.7.1 1.1.7.2	1.1.7.2	1.1.7.2
参考答案	A	E	E	C	C	C	D	B	A	D
题号	41	42	43	44	45	46	47	48	49	50
知识点编码	1.1.7.1	1.1.7.1	1.1.7.1	1.1.7.1	1.1.8.1	1.1.8.1	1.1.8.1	1.1.8.1	1.2.1	1.2.1
答案	C	D	B	C	D	C	A	B	E	B
题号	51	52	53	54	55	56	57	58	59	60
知识点编码	1.2.2	1.2.3.2	1.2.3.2	1.2.3.2	1.2.3.1	1.2.3.2	1.2.3.2	1.2.3.2	1.2.3.1	1.2.3.1
答案	D	C	E	B	E	D	D	D	B	D
题号	61	62	63	64	65	66	67	68	69	70
知识点编码	1.2.3.1	1.2.3.2	1.2.3.2	1.2.3.4	1.2.3.4	1.2.3.4	1.2.3.4	1.2.3.3	1.2.3.4	1.2.3.4
答案	C	B	E	B	D	B	B	D	B	E
题号	71	72	73	74	75	76	77	78	79	80
知识点编码	1.2.3.4	1.3.2 1.3.3	1.3.2	1.3.1	1.2.1	1.2.3.2	1.2.2	1.2.3.1 1.2.3.2	1.2.2	1.3.2
答案	B	C	C	A	E	C	B	E	A	D
题号	81	82	83	84	85	86	87	88	89	90
知识点编码	1.2.3.4	1.2.3.1	1.2.3.2	1.2.2	1.2.3.1	1.2.3.2 1.3.3	1.2.3.2	1.2.3.3	1.3.2	1.2.2
答案	E	B	B	A	D	E	C	B	C	D
题号	91	92	493	94	95	96	97	98	99	100
知识点编码	1.1.7.1 1.1.7.2	1.2.3.4	1.2.3.1	1.2.1	1.3.3.	1.2.3.2	1.2.3.4	1.2.3.4	1.2.1	1.2.3.1
答案	A	B	D	B	D	E	A	C	E	D

题号	101	102	103	104	105	106	107	108	109	110
知识点编码	1.2.2	1.2.3.2	1.2.3.4	1.2.2	1.2.2	1.2.1	1.3.3	1.2.3.4	1.2.3.1	1.2.2
答案	A	C	D	A	E	B	D	B	A	C
题号	111	112	113	114	115	116	117	118	119	120
知识点编码	1.3.1	1.3.1	1.3.2	1.3.2	1.1.4.1 1.1.4.2	1.1.5.1	1.1.6.1	1.1.7.2	1.1.7.1	1.1.5.1
答案	D	E	A	B	详见知识点					
题号	121	122	123	124	125	126				
知识点编码	1.1.3.1 1.1.3.2	1.2.3.1	1.2.2	1.2.3.2	1.2.3.3	1.2.3.2				
答案	详见知识点									

② 呼吸系统的生理学基础

2.1 呼吸的基本过程与原理

【知识要点】

1. 呼吸的定义及环节
2. 呼吸的原动力与直接动力
3. 呼吸的阻力来源:肺的弹性阻力以及肺表面活性物质、肺的非弹性阻力、胸廓的弹性阻力及其与呼吸的关系
4. 胸膜腔负压的形成及其生理意义
5. 肺容积与肺容量的定义及其正常值范围
6. 氧气与二氧化碳在血液中的运输形式,及其影响因素
7. 氧解离曲线的定义及其影响因素
8. 波尔效应与霍尔登效应及生理意义

【正文】

机体与外界环境之间的气体交换过程称为呼吸。呼吸是全身组织细胞参与的过程,包括内呼吸、气体在血液中的运输以及外呼吸三个环节,通过呼吸,机体从外界环境摄取新陈代谢所需要的 O_2,排出代谢所产生的 CO_2(图 2.1)。呼吸是维持机体生命活动所必需的基本生理过程之一。

呼吸包括外呼吸(肺通气+肺换气)、气体在血液中的运输、内呼吸(组织换气+细胞内氧化代谢)三个环节(表 2.1)。

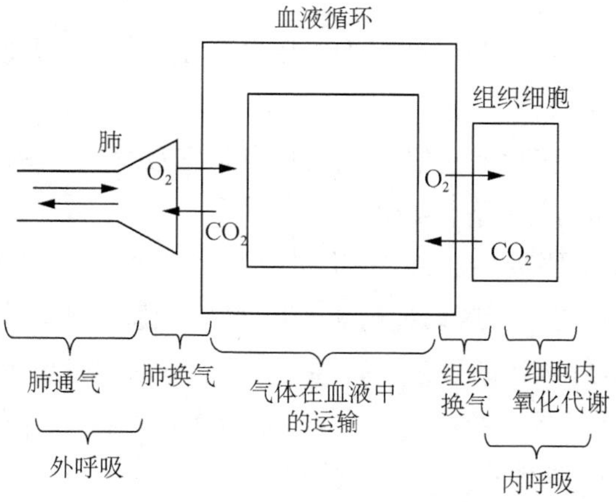

图 2.1 呼吸全过程

表 2.1 呼吸的三个环节

环节	过程	内 容
外呼吸(肺呼吸)	肺通气 肺换气	外界空气与肺之间的气体交换过程 肺泡与肺毛细血管的气体交换过程
气体在血液中的运输		
内呼吸	组织换气	

2.1.1 肺通气

2.1.1.1 肺通气的动力和呼吸型式

1. 肺通气的动力

肺通气的动力包括原动力与直接动力(图 2.2)。

1) 原动力 呼吸运动,即呼吸肌的收缩和舒张所引起的胸廓扩大和缩小。

2) 直接动力 肺内压和大气压之间的压力差。由于胸膜腔负压的存在,肺容积随胸廓的张缩发生变化,进而建立与大气压之间的压力差,为肺通气提供直接动力。

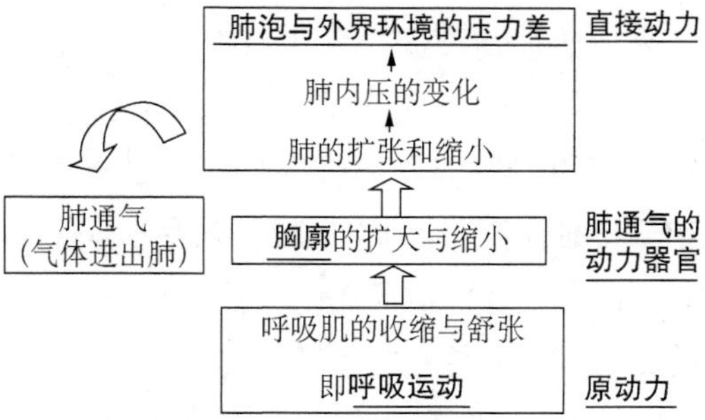

图 2.2 肺通气的动力与动力器官

2. 呼吸型式

1）根据参与呼吸运动的呼吸肌的多少和用力程度不同，呼吸型式可分为平静呼吸与用力呼吸。

（1）平静呼吸　吸气运动由主要吸气肌，即膈肌和肋间外肌的收缩实现，是一个主动过程，呼气缘于上述肌肉的舒张，是被动过程。

（2）用力呼吸　除主要吸气肌外，斜角肌、胸锁乳突肌等辅助吸气肌，以及主要呼气肌——肋间内肌和腹肌也参与呼吸。在缺氧、CO_2 增多或肺通气阻力增大较严重的情况下，可出现呼吸困难，表现为呼吸运动显著加深，鼻翼扇动，同时还会出现胸部困压的感觉。

2）根据参与呼吸运动的呼吸肌的主次，可分为腹式呼吸与胸式呼吸。

（1）腹式呼吸　以膈肌舒缩活动为主的呼吸运动。

（2）胸式呼吸　以肋间外肌舒缩活动为主的呼吸运动。

·一般情况下，成年人的呼吸运动呈腹式和胸式混合式呼吸，婴幼儿主要呈腹式呼吸。

2.1.1.2　肺通气的阻力

肺通气的阻力包括弹性阻力与非弹性阻力。

1. 弹性阻力

弹性阻力包括肺的弹性阻力和胸廓的弹性阻力，约占肺通气阻力的 70%。

1）肺的弹性阻力

肺的弹性阻力是吸气的阻力，呼气的动力。肺的弹性阻力 1/3 来自肺组织自身的弹性成分所产生的弹性阻力，2/3 来自液-气界面形成的表面张力。

肺表面活性物质：由肺泡Ⅱ型细胞产生，主要成分是二棕榈酰卵磷脂，以单分子层垂直排列分布在肺泡液-气界面上，降低肺泡液-气界面的表面张力。其生理意义包括：①有助于维持大小肺泡的稳定性；②减少肺组织液生成，防止肺水肿；③降低吸气阻力，减少吸气做功。

胎儿在六、七个月或以后，肺泡Ⅱ型细胞才开始合成和分泌肺表面活性物质，因此，早产儿可因缺乏肺表面活性物质而出现新生儿呼吸窘迫综合征。可采取延长妊娠时间或用药物（糖皮质类固醇）促进表面活性物质合成等措施，预防新生儿呼吸窘迫综合征的发生。出生后也可给予外源性肺表面活性物质进行替代治疗。

2）胸廓的弹性阻力

胸廓的弹性阻力来自胸廓的弹性成分。胸廓处于自然容积位置时，肺容量约为肺总量的 67%（相当于平静吸气末的肺容量），此时胸廓无变形，不表现出弹性阻力。当肺容量小于肺总量的 67%（如平静呼气或深呼气）时，胸廓被牵引向内而缩小，其弹性阻力向外，是吸气的动力，呼气的阻力；当肺容量大于肺总量的 67%（如深吸气）时，胸廓被牵引向外而扩大，其弹性阻力向内，成为吸气的阻力，呼气的动力。所以胸廓的弹性阻力既可能是吸气或呼气的阻力，也可能是吸气或呼气的动力，应视胸廓的位置而定。

3）肺和胸廓的总弹性阻力

因为肺和胸廓呈串联排列，所以肺和胸廓的总弹性阻力是二者弹性阻力之和。

2. 非弹性阻力

肺通气的非弹性阻力包括惯性阻力、黏滞阻力和气道阻力。

气道阻力是非弹性阻力的主要成分。平静呼吸时，呼吸频率较低、气流速度较慢，惯性阻力和黏滞阻力都很小，气道阻力占80%～90%，其受气流速度、气流形式和气道管径大小的影响。

1）气道管径的大小是影响气道阻力的主要因素　在层流时，流体的阻力与管道半径的4次方成反比。气管管径主要受以下四方面因素的影响。

（1）跨壁压　即呼吸道内外的压力差。呼吸道内压力高，则跨壁压大，气道管径被动扩大，气道阻力变小。

（2）肺实质对气道壁的牵引。

（3）自主神经系统的调节　呼吸道平滑肌受交感和副交感神经的双重支配，二者均有紧张性作用。副交感神经使气道平滑肌收缩，管径变小，气道阻力增加；交感神经则使之舒张，管径变大，气道阻力降低。

（4）化学因素的影响　儿茶酚胺可使气道平滑肌舒张；前列腺素中，$PGF_{2\alpha}$可使之收缩，而PGE_2却使之舒张；过敏反应时，由肥大细胞释放的组胺和白三烯等物质可使支气管收缩；吸入气CO_2含量增加可刺激支气管和肺的C类纤维，反射性引起支气管收缩，气道阻力增加。

2）气道阻力随呼吸而发生变化　吸气时，胸膜腔内负压增大，跨壁压增大，因肺的扩展使弹性成分对小气道的牵引作用增强，以及交感神经紧张性活动增强等，都使气道口径增大，气道阻力减小；呼气时则相反，气道口径变小，气道阻力增大，从而造成哮喘病人呼气比吸气更为困难。

2.1.1.3 胸膜腔负压

胸膜腔由紧贴于肺表面的胸膜脏层和紧贴于胸廓内壁的胸膜壁层构成，是一个潜在、密闭的腔隙。临床常用食管内压来间接反映胸膜腔内压。

$$胸膜腔内压=肺内压+（-肺回缩压）$$

由于人生长发育过程中，胸廓发育比肺快，因此胸廓的自然容积大于肺的自然容积。而两层胸膜紧紧贴在一起（即胸膜腔的潜在特性），所以从胎儿出生后第一次呼吸开始，肺即被牵引而始终处于扩张状态。平静呼吸时，胸膜腔内压始终低于大气压，为负压，并随呼吸运动发生周期性波动。

胸膜腔内压也有可能高于大气压，如做关闭声门、用力呼气动作的时候，由于肺内压急剧升高，可使得胸膜腔内压高于肺内压。

胸膜腔负压的生理意义包括：①使肺紧贴胸廓，随胸廓而扩张和缩小；②维持肺的扩张状态；③作用于胸腔内壁薄而扩张性大的腔静脉和胸导管，使其处于扩张状态从而促进静脉血和淋巴的回流。

在外伤或疾病等原因导致胸壁或肺破裂时,胸膜腔与大气相通,空气自外界或肺泡进入负压的胸膜腔内,形成气胸。此时不仅出现肺塌陷导致的通气功能障碍,血液和淋巴回流也将减少。

2.1.1.4 肺通气功能的评价

1. 肺容积与肺容量

肺容积是指不同呼吸状态下肺所容纳的气体量,见图 2.3 左侧所示,包括潮气量、补吸气量、补呼气量和余气量,其定义及正常值见表 2.2;肺容积中两项及两项以上的联合气体量,即肺容量,如图 2.3 右侧所示,包括深吸气量、功能余气量、肺活量和肺总量,其定义及正常值见表 2.2。

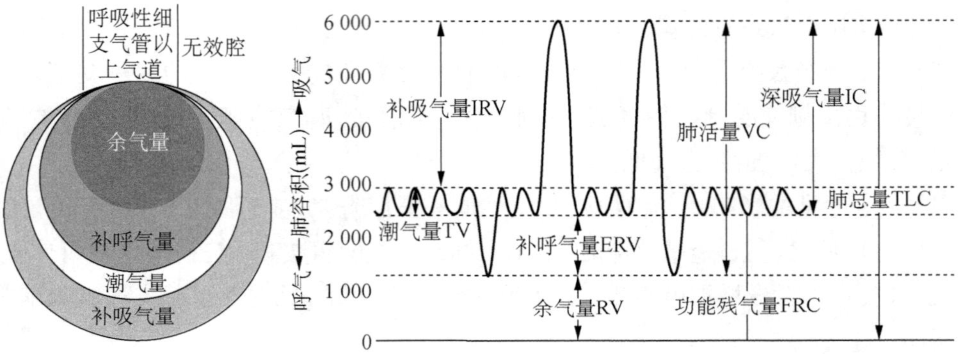

图 2.3 肺容积与肺容量图解

表 2.2 肺容积与肺容量的定义及正常值

名称	正常值	定义
肺容积		
潮气量	400～600 mL	每次呼吸时吸入或呼出的气体量称为潮气量
补吸气量	1 500～2 000 mL	平静吸气末,再尽力吸气所能吸入的气体量称为补吸气量
补呼气量	900～1 200 mL	平静呼气末,再尽力呼气所能呼出的气体量称为补呼气量
余气量	1 000～1 500 mL	最大呼气末尚存留于肺内不能呼出的气体量称为余气量
肺容量		
深吸气量		从平静呼气末做最大吸气时所能吸入的气体量为深吸气量
肺活量	男：3 500 mL 女：2 500 mL	尽力吸气后,从肺内所能呼出的最大气体量称为肺活量。第 1 秒钟内的用力肺活量称为 1 秒用力呼气量,阻塞性肺疾病患者,1 秒用力呼气量明显降低
功能残气量		平静呼气末尚存留于肺内的气体量称为功能残气量
肺总量	男：5 000 mL 女：3 500 mL	肺所能容纳的最大气体量称为肺总量。在限制性通气不足时肺总量降低

2. 肺通气量和肺泡通气量

1）肺通气量　每分钟吸入或呼出的气体总量称为肺通气量。

$$肺通气量=潮气量\times呼吸频率$$

2）最大随意通气量　在尽力做深、快呼吸时，每分钟所能吸入或呼出的最大气体量。是估计一个人能进行多大运动量的生理指标之一。

通气贮量百分比=(每分最大通气量－每分通气量)/每分最大通气量×100%

3）肺泡通气量　每分钟吸入肺泡的新鲜空气量。

$$肺泡通气量=(潮气量-无效腔气量)\times呼吸频率$$

3. 无效腔和肺泡通气量

1）解剖无效腔　每次吸入的气体，一部分将留在鼻或口与终末细支气管之间的呼吸道内，不参与肺泡与血液之间的气体交换，这部分呼吸道的容积称为解剖无效腔。

2）肺泡无效腔　进入肺泡的气体，也可因血流在肺内分布不均而不能都与血液进行气体交换，未能发生交换的这一部分肺泡容量称为肺泡无效腔。

3）生理无效腔　为肺泡无效腔+解剖无效腔。

2.1.2 肺换气和组织换气

2.1.2.1 气体的交换原理

肺换气和组织换气均以扩散方式进行。单位时间内气体扩散的容积即气体扩散速率 D。根据菲克定律(Fick's law)，气体在通过组织(肺换气时通过呼吸膜，组织换气时通过毛细血管与组织细胞)时，扩散速率(D)与组织两侧气体的分压差(ΔP)、温度(T)、气体扩散的面积(A)和气体分子溶解度(S)成正比，而与扩散距离(d)和气体分子量 MW 的平方根成反比。

$$D \propto \frac{\Delta P \cdot T \cdot A \cdot S}{D \cdot \sqrt{MW}}$$

2.1.2.2 肺换气及其影响因素

肺换气过程如图 2.4 所示，混合静脉血流经肺毛细血管时，血液氧分压为 40 mmHg，比肺泡气的 102 mmHg 低，O_2 在分压差的作用下由肺泡气向血液净扩散，使血液氧分压，逐渐上升，至接近肺泡气的氧分压；混合静脉血二氧化碳分压为 46 mmHg，肺泡气二氧化碳分压为 40 mmHg，CO_2 顺分压差从血液向肺泡净扩散。

O_2 和 CO_2 在血液和肺泡之间的扩散极为迅速，不到 0.3 s 即可达到平衡。通常，血液流经肺毛细血管的时间约 0.7 s，所以当血液流经肺毛细血管全长约 1/3 时，肺换气过程已基本完成。肺换气有很大的储备能力。

影响肺换气的因素包括呼吸膜的厚度、呼吸膜的面积、通气/血流比值等。

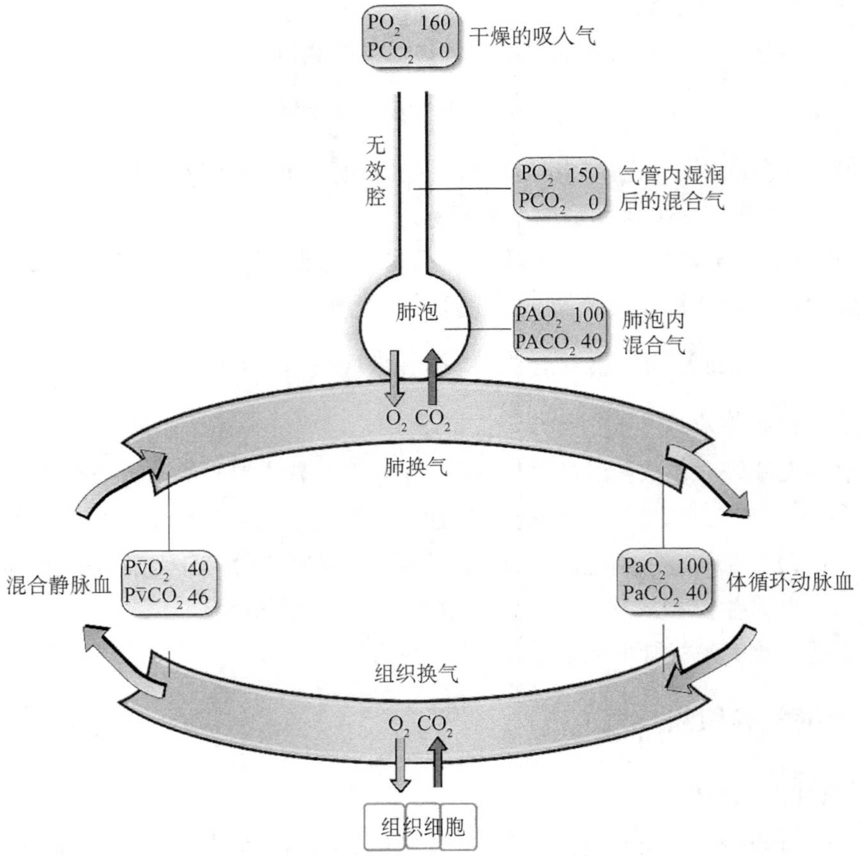

图 2.4　呼吸气体和人体不同部位气体的分压

1. 呼吸膜的厚度

气体扩散速率与呼吸膜厚度成反比。呼吸膜包括 6 层结构：含肺表面活性物质的液体层、肺泡上皮细胞层、上皮基底膜、肺泡上皮和毛细血管膜之间的间隙（基质层）、毛细血管基膜和毛细血管内皮细胞层(图 2.5)。总厚度平均约 0.6 μm，有的部位只有 0.2 μm，气体易于扩散通过。

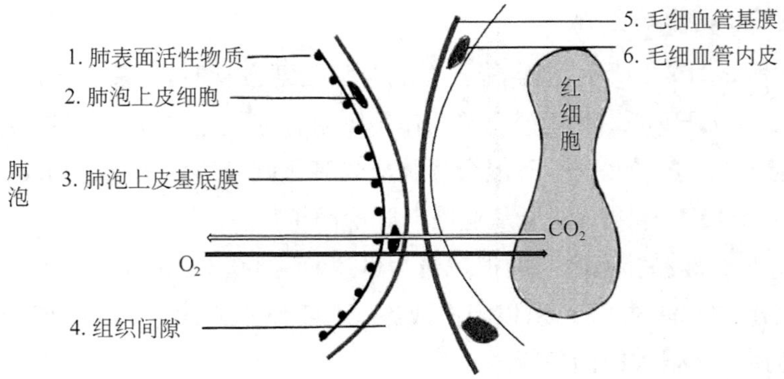

图 2.5　呼吸膜的构成

2. 呼吸膜的面积

气体扩散速率与扩散面积成正比。正常成年人的两肺约有3亿个肺泡，总扩散面积达70 m^2。安静状态下，用于气体扩散的呼吸膜面积约40 m^2，有相当大的储备面积。

3. 通气/血流比值

通气/血流比值是指每分钟肺泡通气量($\dot{V}_A$)和每分钟肺血流量($\dot{Q}$)之间的比值($\dot{V}_A/\dot{Q}$)，正常成人约为0.84。这一比值的维持依赖于气体泵和血液泵的协调配合。

1) $\dot{V}_A/\dot{Q}$ 增大　见于通气过剩，血流相对不足，部分肺泡气体未能与血液气体充分交换，致使肺泡无效腔增大；

2) $\dot{V}_A/\dot{Q}$ 下降　见于通气不足，血流相对过多，部分血液流经通气不良的肺泡，混合静脉血中的气体不能得到充分更新，犹如发生了功能性动-静脉短路。

$\dot{V}_A/\dot{Q}$ 异常时，主要表现为缺氧。其原因在于：①动、静脉血液之间氧分压差远大于二氧化碳分压差，所以动-静脉短路时，动脉血氧分压下降的程度大于二氧化碳分压升高的程度；②CO_2的扩散系数是O_2的20倍，因此CO_2扩散比O_2快，不易潴留；③动脉血氧分压下降和二氧化碳分压升高均刺激呼吸，增加肺泡通气量，有助于CO_2的排出，却几乎无助于O_2的摄取(见下文氧离曲线的特性)。

健康成年人安静时肺的 $\dot{V}_A/\dot{Q}$ 约为0.84。由于肺泡通气量和肺毛细血管血流量在肺内的分布不均匀，因此，肺各个局部的 $\dot{V}_A/\dot{Q}$ 并不相同。人在直立位时，由于重力等因素的作用，从肺底部到肺尖部，肺泡通气量和肺毛细血管血流量都逐渐减少，而以血流量的减少更为显著，所以肺尖部的 $\dot{V}_A/\dot{Q}$ 较大，可高达3.3，而肺底部的比值较小，可低至0.63。

4. 肺扩散容量

气体在单位分压差(1 mmHg)的作用下，每分钟通过呼吸膜扩散的气体毫升数称为肺扩散容量(D_L)。

正常成人安静时，O_2的 D_L平均约为20 mL/(min·mmHg)，CO_2的 D_L约为O_2的20倍。运动时，因为参与肺换气的呼吸膜面积和肺毛细血管血流量的增加以及通气、血流的不均匀分布得到改善，所以D_L增大。肺部疾病情况下，D_L可因有效扩散面积减小或扩散距离增加而降低。

2.1.2.3　组织换气

组织换气的机制和影响因素与肺换气相似，不同的是气体的交换发生于液相(血液、组织液、细胞内液)介质之间，且扩散膜两侧O_2和CO_2的分压差随细胞内氧化代谢的强度和组织血流量而异。如果血流量不变，代谢增强，则组织液中的氧分压降低，CO_2分压升高；如果代谢率不变，血流量增大，则组织液中的氧分压升高，CO_2分压降低。

2.1.3 气体在血液中的运输

O_2和CO_2的运输是以血液为媒介的，均以物理溶解和化学结合两种形式存在于血液中。其中，化学结合为主要运输形式，虽然血液中以物理溶解形式存在的O_2和CO_2很少，却发挥重要的作用，必须先有物理溶解才能发生化学结合。物理溶解和化学结合两种形式处于动态平衡。

2.1.3.1 氧气的运输

O_2的运输有物理溶解和化学结合两种形式。物理溶解仅占血液总O_2含量的1.5%左右；化学结合约占98.5%，血红蛋白(Hb)是有效的O_2运输工具。

1. Hb与O_2的结合

每一Hb分子由1个珠蛋白和4个血红素组成，每个血红素又由中心为一个Fe^{2+}及4个吡咯基组成的环构成单体。Hb是由4个单体构成的四聚体。其中，成人Hb(HbA)由2条α链和2条β链组成，为$\alpha_2\beta_2$结构；胎儿Hb(HbF)由2条α链和2条γ链组成，为$\alpha_2\gamma_2$结构。出生后不久，HbF即被HbA所取代。

Hb与O_2的结合具有如下特征：

① 快速性和可逆性，不需酶的催化，受氧分压的影响；

② 是氧合而非氧化，Fe^{2+}与O_2结合后仍是二价铁；

③ Hb与O_2结合的量主要受氧分压的影响。

1分子Hb可结合4分子O_2，在100%O_2饱和状态下，1 g Hb可结合的最大O_2量为1.39 mL。正常时红细胞中含有少量不能结合O_2的高铁Hb，因此1 g Hb实际结合的O_2量低于1.39 mL，通常按1.34 mL计算。

- Hb氧容量：100 mL血液中，Hb所能结合的最大O_2量。
- Hb氧含量：Hb实际结合的O_2量。
- Hb氧饱和度：Hb氧饱和度＝(Hb氧含量/氧容量)×100%

通常情况下，血浆中溶解的O_2极少，可忽略不计，因此，Hb氧容量、Hb氧含量和Hb氧饱和度可分别视为血氧容量、血氧含量和血氧饱和度。HbO_2呈鲜红色，Hb呈紫蓝色。当血液中Hb含量达5 g/100 mL以上时，皮肤、黏膜呈暗紫色，这种现象称为发绀。

出现发绀常表示机体缺氧，但也有例外。例如，红细胞增多（如高原性红细胞增多症）时，Hb含量可达5 g/100 mL以上而出现发绀，但机体并不一定缺氧。相反，严重贫血或CO中毒时，机体有缺氧但并不出现发绀。

2. 氧解离曲线

氧解离曲线，或氧合血红蛋白解离曲线(图2.6)是表示血液氧分压与Hb氧饱和度关系的曲线，曲线呈S形，与Hb的变构效应有关。血红素基团中心的Fe^{2+}与O_2结合，使Hb成为氧合血红蛋白HbO_2。Hb与O_2的结合或解离将影响Hb的4个亚单位之间和亚单位内部盐键的形成或断裂，使Hb四级结构的构型发生改变，Hb与O_2的亲和力也随之发生变化，这是 Hb 氧解离曲线呈 S 形和波尔效应的基础。

Hb 有两种构型：去氧 Hb 为紧密型（T 型）；氧合 HbO_2 为疏松型（R 型）。当 O_2 与 Hb 的 Fe^{2+} 结合后，盐键逐步断裂，Hb 分子逐渐由 T 型变为 R 型，对 O_2 的亲和力逐渐增加。即 Hb 的 4 个亚单位无论在结合 O_2 或释放 O_2 时，彼此之间有协同效应。

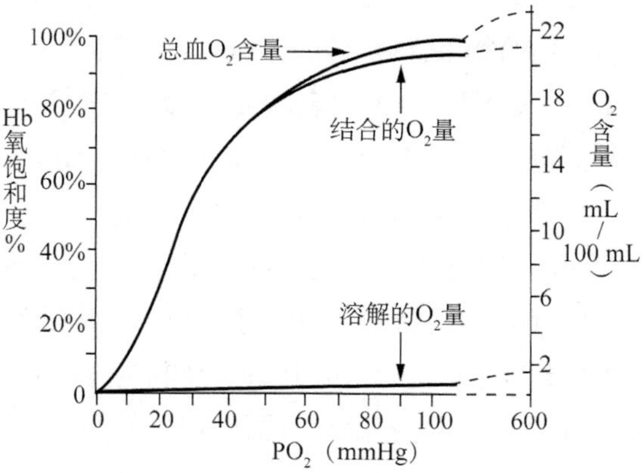

图 2.6　氧解离曲线

根据氧解离曲线的 S 形变化趋势和功能意义，可将曲线人为分为三段，如表 2.3 所示。

表 2.3　氧解离曲线的上、中、下段及其生理意义

	PO_2 (mmHg)	Hb 氧饱和度(%)	线形	意义	部位	特点
上段	60～100	90～97.4	平坦	Hb 与 O_2 结合	肺	PO_2 变化对 Hb 氧饱和度影响不大。$\dot{V}_A/\dot{Q}$ 不匹配时，肺泡通气量的增加几乎无助于氧的摄取
中段	40～60	75～90	较陡	HbO_2 释放 O_2	安静组织	安静状态下，血液对组织的供氧。PO_2 100 mmHg→ 40 mmHg，每 100 mL 血液释放 5 mL O_2
下段	15～40	22～75	陡	Hb 与 O_2 解离	活动增强组织	血液中氧的储备。PO_2 的轻微变化下降即导致 Hb 氧饱和度急剧下降，供给组织足够的 O_2

3. 氧利用系数

血液流经组织时释放出的 O_2 容积占动脉血氧含量的百分数称为氧利用系数。安静时，心输出量约 5 L，每分钟耗氧量约为 250 mL，因此 O_2 的利用系数为 25%左右。

4. 影响氧解离曲线的因素

P_{50} 是使 Hb 氧饱和度达 50%时的氧分压，正常约为 26.5 mmHg。P_{50} 增大，表示 Hb 对 O_2 的亲和力降低，需更高的氧分压才能使 Hb 氧饱和度达到 50%，氧解离曲线发生右移。影响 Hb 与 O_2 亲和力或 P_{50} 的因素有:血液的 pH、CO_2 分压、温度和有机磷化合物等。

1) pH 和 CO_2 分压的影响　pH 降低或 CO_2 分压升高时,Hb 对 O_2 的亲和力降低,P_{50} 增大,氧解离曲线右移。酸度对 Hb 氧亲和力的这种影响称为波尔效应。主要与 pH 改变时 Hb 的构象发生变化有关。波尔效应既可促进肺毛细血管血液的氧合,又有利于组织毛细血管血液释放 O_2。当血液流经肺时,CO_2 从血液向肺泡扩散,血液 CO_2 分压随之下降,H^+ 浓度也降低,二者均使 Hb 对 O_2 的亲和力增大,促进 O_2 与 Hb 的结合,血液氧含量增加。当血液流经组织时,CO_2 从组织扩散进入血液,血液 CO_2 分压和 H^+ 浓度随之升高,Hb 对 O_2 的亲和力降低,促进与 O_2 解离,为组织提供 O_2。

2) 温度的影响　温度升高时,氧解离曲线右移,促进 O_2 的释放;温度降低时,曲线左移,不利于 O_2 的释放。组织代谢活动增强 (如体育运动)时,局部组织温度升高,CO_2 和酸性代谢产物增加,都有利于 HbO_2 解离,因此组织可获得更多 O_2,以适应代谢增加的需要。而临床上进行低温麻醉手术时要注意氧离曲线左移,O_2 的释放减少带来的组织缺氧情况。

3) 2,3-二磷酸甘油酸(2,3-DPG)　2,3-DPG 浓度升高时,Hb 对 O_2 的亲和力降低,氧解离曲线右移;反之,曲线左移。2,3-DPG 是红细胞无氧糖酵解的产物。在慢性缺氧、贫血、高山低氧等情况下,糖酵解加强,红细胞内 2,3-DPG 增加,氧解离曲线右移,有利于释放较多的 O_2,改善组织的缺氧状态。体外使用抗凝剂枸橼酸-葡萄糖液保存三周以上的血液,糖酵解停止,红细胞内 2,3-DPG 含量因此而下降,导致 Hb 对 O_2 的亲和力增加,O_2 不容易解离。如果用枸橼酸盐-磷酸盐-葡萄糖液作抗凝剂,该影响则要小些。所以,在临床上,给病人输入大量经过长时间储存的血液时,应考虑到 O_2 释放量减少的影响。

4) 其他因素　Hb 分子中的 Fe^{2+} 氧化成 Fe^{3+},Hb 便失去运输 O_2 的能力。胎儿的 HbF 对 O_2 的亲和力较高,有助于胎儿血液流经胎盘时从母体摄取 O_2。CO 可竞争性地占据 Hb 分子中 O_2 的结合位点,并且,CO 与 Hb 分子中一个血红素结合后,将增加其余 3 个血红素对 O_2 的亲和力,使氧解离曲线左移,妨碍 O_2 的解离。因此,CO 中毒既可妨碍 Hb 与 O_2 的结合,又妨碍 Hb 与 O_2 的解离,从而造成机体严重缺氧。

2.1.3.2　二氧化碳的运输

如图 2.7 所示,CO_2 运输也有物理溶解和化学结合两种形式,其中物理溶解的 CO_2 约占 CO_2 总运输量的 5%,化学结合的约占 95%。化学结合的形式主要是红细胞内的碳酸氢盐 HCO_3^- 和氨基甲酰血红蛋白 $HbCO_2$,前者约占 CO_2 总运输量的 88%,而后者约占 7%。

CO_2 解离曲线是表示血液中 CO_2 含量与 CO_2 分压关系的曲线(图 2.8)。血液中 CO_2 的含量随 CO_2 分压的升高而增加。与氧解离曲线不同,CO_2 解离曲线接近线性而不呈 S 形,且无饱和点,故 CO_2 解离曲线的纵坐标不用饱和度而用浓度表示。图 2.8 中的 A

点是静脉血 O_2 分压为 40 mmHg、CO_2 分压为 45 mmHg 时血液中的 CO_2 含量，约 52 mL/100 mL血液；B 点是动脉血 O_2 分压为 100 mmHg、CO_2 分压为 40 mmHg 时血液中的 CO_2 含量，约 48 mL/100 mL 血液。可见，血液流经肺部时，每 100 mL 血液可释出 4 mL CO_2。

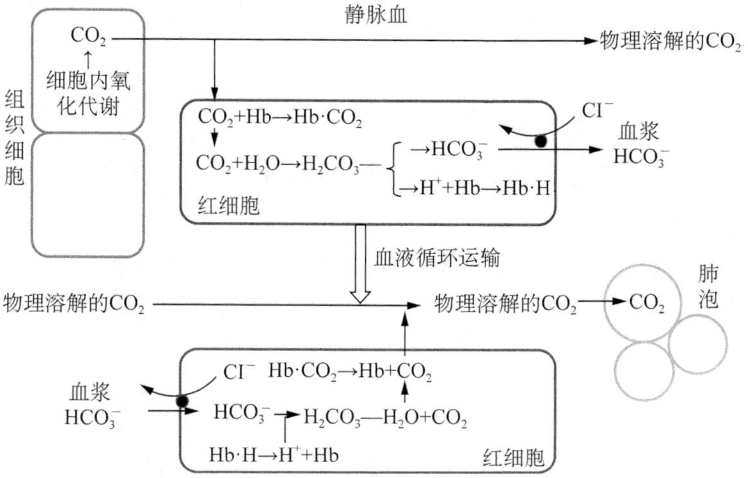

图 2.7 CO_2 在血液中的运输

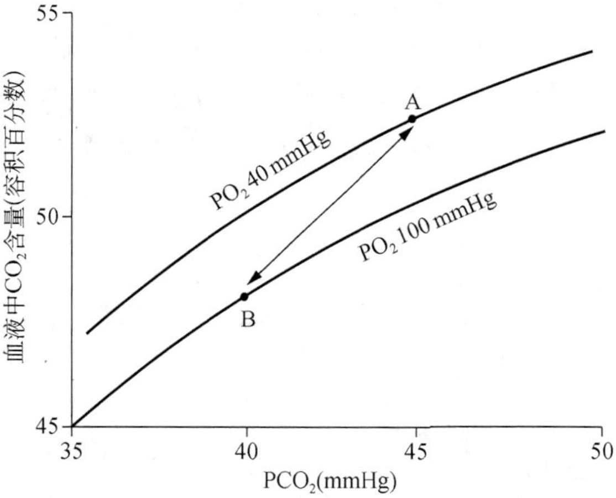

图 2.8 CO_2 解离曲线

在相同的 CO_2 分压下，动脉血（HbO_2 多）所携带的 CO_2 比静脉血少，因此，在组织中，HbO_2 释出 O_2 成为 Hb，可通过何尔登效应促使血液摄取并结合 CO_2；反之，在肺部，则因 O_2 与 Hb 结合，何尔登效应表现为促进 CO_2 释放。可见，O_2 和 CO_2 的运输是相互影响的：CO_2 通过波尔效应影响 O_2 与 Hb 的结合和释放，O_2 通过何尔登效应影响 CO_2 与 Hb 的结合和释放。

2.2 呼吸运动的调节

【知识要点】

1. 各级呼吸中枢的位置与功能

2. 外周以及中枢化学感受性反射，感受器位置、敏感因素以及生理学意义。联系临床现象理解其机制原理

3. 联系动物实验与生活现象描述与解释肺牵张反射、咳嗽反射与喷嚏反射，以及呼吸肌本体感受性反射

【正文】

2.2.1 呼吸中枢

呼吸中枢包括脊髓、低位脑干与大脑皮层三级中枢。

1）脊髓　是联系高位呼吸中枢和呼吸肌的中继站。有支配呼吸肌的运动神经元。

2）低位脑干　是基本的呼吸中枢，其中背侧呼吸组是呼吸节律最基本的中枢所在。

3）大脑皮层　参与调节基本节律性活动与调节随意呼吸运动。有利于保证与呼吸运动相关的其他功能活动的完成。

其位置与功能详见表 2.4。

表 2.4　三级呼吸中枢的位置与功能

三级呼吸中枢	位置	功能
脊髓	第 3～5 颈椎，支配膈肌的运动神经元 胸段，支配肋间肌和腹肌	联系高位呼吸中枢和呼吸肌的中继站
低位脑干	1. 背侧呼吸组，贯穿整个延髓	吸气神经元，引起吸气
	2. 腹侧呼吸组，头端位于疑核、尾端位于后疑核	参与启动深呼吸时的主动呼气
	3. 脑桥呼吸组，PBKF 核	呼吸调整中枢，限制吸气，促使吸气向呼气转换，控制呼吸的频率和深度
大脑皮层		参与以及调节基本节律，调节随意呼吸运动

2.2.2 呼吸的反射性调节

呼吸受第十对脑神经传入冲动的反射性调节，包括化学感受性反射和机械感受性反射。

2.2.2.1 化学感受性反射

动脉血液、脑脊液或局部组织液中的 O_2、CO_2 和 H^+ 等化学因素的变化引起的呼吸反射称为化学感受性反射。化学感受器分为外周化学感受器和中枢化学感受器。中枢化学感受器对 CO_2 增加非常敏感，外周化学感受器则对缺 O_2 非常敏感。

1. 化学感受器

1）外周化学感受器

外周化学感受器位于颈动脉体和主动脉体，其传入神经分别为窦神经和迷走神经。主动脉体对机体 O_2 总量敏感，颈动脉体对 O_2 分压敏感。如图 2.9 所示，动脉血液中 O_2 分压下降、CO_2 分压升高或 H^+ 浓度升高，作用于颈动脉体和主动脉体化学感受器，分别兴奋窦神经和迷走神经，主要引起呼吸加深加快，肺通气量增加。

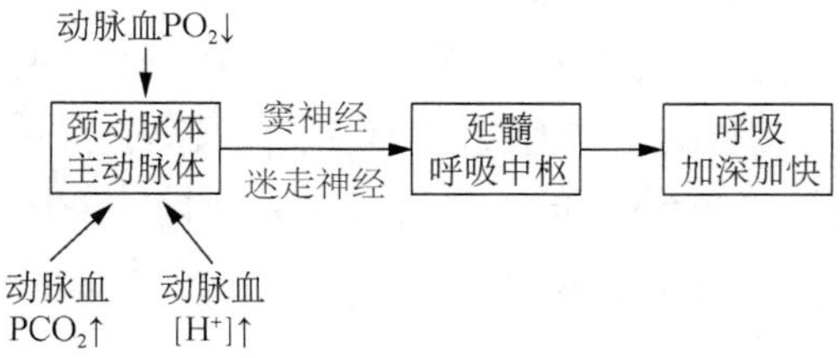

图 2.9 外周化学感受器

2）中枢化学感受器

如图 2.10 所示，中枢化学感受器位于延髓腹外侧浅表部位，其生理性刺激是脑脊液和局部细胞外液中的 H^+ 而不是 CO_2。血液中的 CO_2 透过血-脑屏障，与水反应生成 H^+ 从而刺激中枢化学感受器，由于脑脊液中碳酸酐酶含量很少，CO_2 与水的水合反应很慢，所以通过这一途径引起肺通气反应有一定的时间延迟。中枢化学感受器对缺氧不敏感，重度缺氧时，甚至通过作用于脑干的呼吸复合体来抑制呼吸。

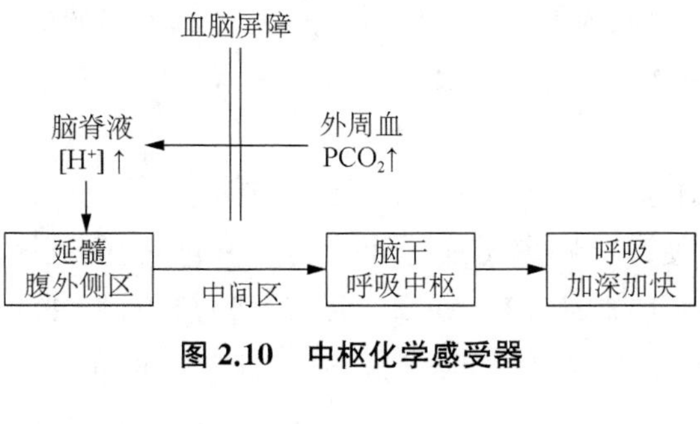

图 2.10 中枢化学感受器

2. CO_2、H^+和低O_2都对呼吸运动有调节作用

CO_2分压是调节呼吸运动最重要的生理性化学因素，CO_2分压在35～75 mmHg，呼吸运动将反射性加深、加快，肺通气量增加。但CO_2分压超过一定限度则出现CO_2麻醉。CO_2刺激兴奋呼吸运动是通过中枢化学感受器和外周化学感受器两条途径实现的。中枢化学感受器在CO_2引起的肺通气反应中起主要作用。但中枢化学感受器的反应较慢，所以当动脉血CO_2分压突然增高时，外周化学感受器在引起快速呼吸反应中具有重要作用。另外，当中枢化学感受器对CO_2的敏感性降低或产生适应后，外周化学感受器的作用就很重要。

动脉血液H^+浓度升高时，呼吸运动加深、加快，肺通气量增加。动脉血中的H^+对呼吸运动的调节是通过外周化学感受器实现的，而脑脊液中的H^+是中枢化学感受器的适宜刺激。

血液O_2分压下降至80 mmHg以下时，呼吸运动加深、加快，肺通气量增加。

3. CO_2、H^+和低O_2在呼吸运动调节中存在相互作用

若一种因素改变而对另外两种因素不加控制，CO_2对呼吸的刺激作用最强，而且比其单因素作用更明显；H^+浓度的作用次之；低O_2的作用最弱。CO_2分压升高时，H^+浓度也随之升高，二者协同作用，使肺通气反应比单纯CO_2分压升高时更强。

H^+浓度增加时，因肺通气增加而使CO_2排出增加导致CO_2分压下降，H^+浓度也有所降低，因此可部分抵消H^+的刺激作用，使肺通气量的增加比单因素H^+浓度升高时小。氧分压降低时，也因肺通气量增加而呼出较多的CO_2，使二氧化碳分压和H^+浓度降低，从而减弱低O_2的刺激作用。

2.2.2.2 其他反射

1. 本体感受性反射

在麻醉的猫，切断双侧迷走神经并在第7颈段平面横断脊髓，以排除相应传入冲动的影响后，牵拉膈肌可引起膈肌肌电活动增强；切断动物的胸段脊神经背根后，呼吸运动减弱。人类的呼吸肌本体感受性反射也参与正常呼吸运动的调节，在呼吸肌负荷增加时能发挥较明显的作用。

2. 机械感受性反射

由肺扩张或肺萎陷引起吸气抑制或吸气兴奋的反射称为肺牵张反射或黑-伯反射，包括肺扩张反射和肺萎陷反射。肺牵张感受器位于从气管到细支气管的平滑肌中，阈值低，适应慢。

1）肺扩张反射　肺扩张引起吸气活动受到抑制的反射（图2.12），其生理意义在于加速吸气向呼气的转换，使呼吸频率增加，同时，还能引起气道平滑肌舒张和心率加快。在动物实验中，切断两侧颈迷走神经后，动物的吸气过程延长，吸气加深，呼吸变得深而慢。

2）肺萎陷反射　肺萎陷使吸气活动增强或促进呼气转换为吸气，一般在较大程度的肺萎陷时才出现，不参与平静呼吸调节，在防止呼气过深以及在肺不张等情况下可能起一

定作用。

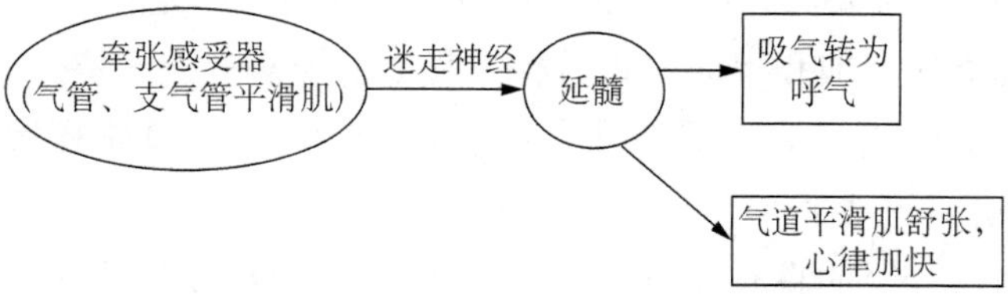

图 2.11 肺扩张反射

3. 防御性呼吸反射

主要包括咳嗽反射和喷嚏反射。

1）咳嗽反射 如图 2.12 所示，咳嗽反射的感受器位于喉、气管和支气管的黏膜。大支气管以上部位的感受器对机械刺激敏感，二级支气管以下部位对化学刺激敏感。传入冲动经迷走神经传入延髓，触发咳嗽反射。高速气流将呼吸道内的异物或分泌物排出。剧烈咳嗽时，可因胸膜腔内压显著升高而阻碍静脉回流，使静脉压和脑脊液压升高。

2）喷嚏反射 感受器位于鼻黏膜，其完整反射弧如下：

刺激→鼻黏膜感受器→三叉神经传入中枢→腭垂（悬雍垂）下降，舌根压向软腭→爆发性呼气→清除鼻腔内的刺激物

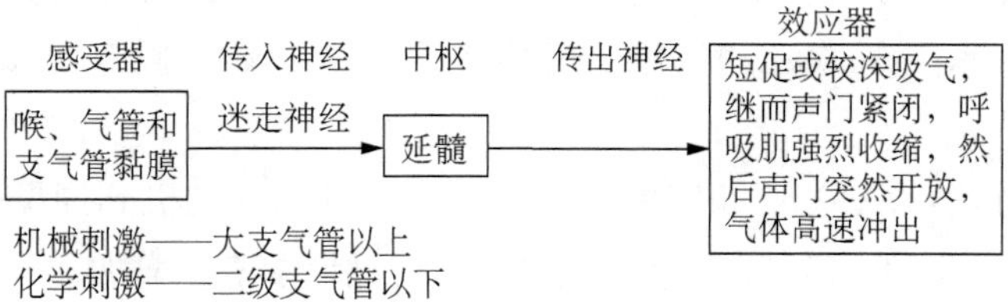

图 2.12 咳嗽反射

2.2.3 特殊情况下呼吸运动的调节

2.2.3.1 运动时呼吸运动的调节

剧烈运动时，O_2消耗量和CO_2生成量约增加 20 倍。潮气量从安静时的 500 mL 增加到 2 000 mL，呼吸频率可增加到 50 次/min，肺通气量可超过 100 L/min。

运动时肺通气增加的机制包括：

1）运动时，大脑将信号传到脑干兴奋呼吸中枢，前馈性增加肺通气。

2）化学感受性反射调节也参与其中。

① 中等程度运动虽然动脉血液 pH、PCO_2和 PO_2的均值可保持相对稳定，但是它们随呼吸运动而周期性波动的幅度却增大，通过化学感受性反射使肺通气量增加。

② 剧烈运动血液 pH 降低、PCO_2升高和 PO_2下降，通过化学感受性反射使肺通气量进一步增加。

3）运动时，血浆 K^+ 浓度升高，刺激外周化学感受器，使呼吸运动增强。

4）体温升高在运动性肺通气量增加的反应中可能也有一定作用。

运动时肺通气量的增加和运动停止后肺通气量的恢复有一个特殊的过程。运动开始时，通气量骤然升高，继而进一步缓慢升高；运动停止时，通气量先骤然降低，继而缓慢下降，最后恢复到运动前的水平。

运动开始时肺通气量的骤升与条件反射有关，其反应程度与受试者过去的经验、精神状态、所处场景等因素有关。此外，运动启动后，来自肌肉、肌腱、关节等本体感受器的传入冲动也可反射性地兴奋呼吸运动，引起肺通气量急剧增加。运动停止后，肺通气量缓慢下降，是由于“氧债”，此时引起肺通气量增加的刺激因素不是 CO_2 的增加或缺 O_2，而是由于乳酸血症引起的 $[H^+]$ 升高。积累的乳酸中，80%将转化为糖原，约 20%将被代谢为 CO_2 和 H_2O。

2.2.3.2　高海拔下呼吸运动的变化与调节

随着海拔的升高，虽然空气的组成成分不变，但是其总压力和各组成成分的分压都会逐渐降低。海平面的大气压为 760 mmHg，海拔 5 500 m 时，大气压减少一半，约为 380 mmHg，其中氧分压约为 79 mmHg；而在海拔 8 848 m 的珠穆朗玛峰顶，大气压则减小为 250 mmHg(约为海平面的 1/3)，其中氧分压仅为 52 mmHg。高海拔低大气压对机体功能的影响主要是缺 O_2 的作用，在海拔 3 500 m 时，即可能出现乏力、倦怠、嗜睡、头痛、恶心等缺 O_2 反应；海拔 5 500 m 时，可出现抽搐；海拔 7 000 m 以上时，则可导致昏迷甚至死亡。

处于高海拔时，急性缺 O_2（如实验中吸入低 O_2 气体、乘飞机到高原等）主要通过刺激外周化学感受器，反射性引起呼吸运动增强、增快，肺通气量增加。而肺通气的增加使 CO_2 排出增多，减弱了机体对缺 O_2 的反应。慢性缺 O_2（如乘汽车上高原、久居高原等）时，除肺通气增加外，机体的心血管、造血、内分泌、代谢等功能都会发生改变。

· 低 O_2 习服：久居平原的人在进入低 O_2 环境后，对于长期持续性缺 O_2 刺激产生的适应性生理反应。习服开始于低 O_2 后几十分钟，所需时间与海拔高度密切相关，不同动物之间还存在种属差异。习服的主要途径包括肺通气量显著增加、红细胞增多、肺扩散容量增加、组织血管形成增多、细胞利用 O_2 的能力增强等。

2.2.3.3　潜水或高气压下呼吸运动的变化与调节

潜水时，机体所处环境的压力将增加。海水深度每增加 10 m 或淡水深度每增加 10.4 m，环境压力将增加 1 个大气压，气体总压力和气体各组成成分的分压亦随之升高。如果潜水超过一定深度，过高的环境压力可导致机体生理功能的紊乱或病理性损伤，严重时可导致死亡。

1. 肺塌陷与压力性组织损伤

肺内气体有相当大的可压缩性。下潜到一定深度时，肺内容积被压缩，以及由于压缩后的肺泡内气体分压升高，气体随之扩散进入血液，肺内气体容积减少，当等于甚至小于余气量时，便没有气体能被呼出，肺泡塌陷。相反，自水下上升时，肺泡气随着环境压力的减小而膨胀，可引起肺组织压力性损伤，导致空气栓塞和气胸。因此，潜水时，潜水员须呼吸与环境压力一致的气体，才能防止肺泡塌陷；上升过程中，应有效地将气体呼出体外，以免出现压力性损伤。

2. 高分压下气体对组织的毒性作用

持续性吸入高氧分压气体，可使体内氧自由基含量增加而对组织产生毒性作用。急性 O_2 中毒以神经系统症状为主，表现为惊厥，继而昏迷。长时间吸入 0.6 个大气压以上的 O_2，可引起慢性 O_2 中毒，以肺部症状为主，包括胸骨后不适、胸痛、咳嗽、呼吸困难等。因此，潜水时，随着下潜深度的增加，必须降低吸入气中 O_2 的浓度和分压，以防止 O_2 中毒。

此外，N_2 分压增加到一定程度时，可产生麻醉效应而出现注意力分散、记忆力减退、思维和判断能力降低、肌肉运动协调性下降等症状。

由于 He 在组织的溶解度低，而且麻醉效应仅为 N_2 的 1/8，同时分子量小，密度低(仅为 N_2 的 1/7)，吸入时可降低呼吸阻力，故吸入一定比例的 He、O_2、N_2 混合气，可以增加下潜深度。

潜水时，随着压力的升高，呼吸运动将增强，其机制可能与 CO_2 分压升高有关。潜水员采用呼吸用具进行呼吸时，CO_2 在通气管道中堆积而被重复吸入，导致肺泡和血液 CO_2 分压升高，因而引起呼吸运动增强增快，肺通气量增加。当动脉血液 CO_2 分压超过 80 mmHg 时，可因中枢神经系统受到抑制而导致 CO_2 麻醉，此时呼吸运动反而受到抑制。快速大深度潜水时，还可出现高压神经综合征，表现为肢体或全身性震颤、恶心、呕吐、眩晕、思维障碍等。

3. 快速减压引起的减压病

潜水或进入高压环境时，肺泡气 PN_2 增高，N_2 进入血液，组织中 PN_2 升高达到 N_2 饱和过程。出水减压时，组织细胞中的 N_2 进入血液，然后经肺换气排出体外，即 N_2 脱饱和。N_2 脱饱和过程较为缓慢，需要数小时，甚至数天，取决于下潜深度以及在水下停留的时间。如果出水过快，N_2 在组织和血管内堆积，形成气泡和气栓，导致减压病。减压病不仅发生在深潜出水时，也可发生在航天升空时。

2.2.4 出生前后呼吸运动的调节

胎儿出生前，母儿血液在胎盘进行气体交换，但胎儿肺泡、肺循环及呼吸肌均已发育。孕 11 周时 B 超可见胎儿胸壁运动，孕 16 周时胎儿呼吸能使羊水进出呼吸道。正常胎儿的呼吸运动是阵发性和不规则的，呼吸频率每分钟 30～50 次。胎儿窘迫时，可出现正常呼吸运动停止，转而表现为大喘息样呼吸运动。

胎肺成熟包括肺结构及形态成熟以及在肺泡表面Ⅱ型细胞内有薄板样小体，此小体能合成肺表面活性物质。在新生儿出生后的第一次呼吸(多为出生后 20 s 内)，在肺泡形成液-气界面时，肺表面活性物质释放到肺泡内，可预防呼吸过程中的肺泡萎陷。早产儿由于Ⅱ型肺泡细胞发育不成熟，肺表面活性物质缺乏，肺扩张阻力过大而发生新生儿呼吸窘迫综合征。

· 新生儿呼吸生理特点：

① 呼吸运动启动。由于产道的挤压、缺氧、二氧化碳潴留和环境温度的改变，以及脐带结扎等多种刺激，兴奋了呼吸中枢，引出呼吸动作。娩出后两肺逐渐膨胀，血氧饱和度可在 3 h 内达到 90%以上。

② 新生儿胸廓呈桶状，肋骨呈水平状，呼吸以膈肌收缩产生的腹式呼吸为主，且呼吸肌力量较弱。

③ 胎儿及新生儿血红蛋白主要为 HbF，在出生后逐渐减少，转变成 HbA，成人 HbF 只占总血红蛋白的 0.5%。HbF 比 HbA 具有更高的氧结合力，便于胎儿从母体获得足够的氧气。

④ 新生儿呼吸表浅频率快，节律不均，且调节机制尚不完善。

2.3 呼吸系统的非呼吸功能

【知识要点】

1. 呼吸道与肺的滤过功能
2. 气道黏液-纤毛转运功能
3. 肺的代谢功能
4. 呼吸系统在酸碱平衡中的作用

【正文】

2.3.1 呼吸道与肺的滤过功能

鼻甲、口咽部黏膜的血供丰富，能够对吸入气进行加温与湿润。

呼吸道对吸入气体具有过滤清洁的功能，不同大小的颗粒物在通过不同位置的呼吸道时可被过滤大部分：①>10 μm 的颗粒物——鼻毛与黏液；②2.5～10 μm 的颗粒物——气管与支气管；③<2.5 μm 的颗粒物（$PM_{2.5}$）——容易到达肺泡，引发人体损伤。

气道内的黏液与纤毛上皮细胞的纤毛协同活动，构成黏液-纤毛转运系统，包括如下结构：①下层为浆液层，厚约 5 μm；②上层为凝胶层，厚约 2 μm，浮于浆液层上；③纤毛浸浴在浆液中，其顶端穿过浆液层达凝胶层的底部。

纤毛摆动时，顶端能将上面凝胶层连同附着在其中的异物颗粒推向喉部。肺泡和呼吸性细支气管的上皮没有纤毛，但其表面液层与支气管内黏液相连，因此支气管内纤毛摆动也可将肺泡内液层及其表面的颗粒一同排出。

2.3.2 肺的代谢功能

肺有合成、激活、释放和分解、清除生物活性物质的作用。肺毛细血管内皮细胞是代谢最为活跃的细胞。肺上皮细胞、肺血管平滑肌细胞、肺的肥大细胞以及肺神经内分泌细胞也有一定的代谢功能。肺代谢功能障碍在某些疾病的病理生理变化中起着重要作用。

1. 肺表面活性物质

1）主要成分　二棕榈酰卵磷脂(DPPC)。

2）合成　由Ⅱ型肺泡上皮细胞内质网合成，以胞吐方式分泌至肺泡腔。

3）生理作用　降低肺表面张力、减少吸气阻力、防止肺萎缩、减少肺组织液生成。

2. 合成内源性生物活性物质

1）血管紧张素Ⅰ在血管紧张素转化酶(ACE)作用下向血管紧张素Ⅱ　肺癌、肺结核、肺气肿、内毒素肺损伤时和支气管哮喘都存在ACE活性降低，是促成休克的原因之一。

2）NO、CO、H_2S和NOS/NO体系　生理剂量NO能够调节肺血管平滑肌舒张、气道平滑肌舒张，改善非局部通气/血流比值；高浓度NO具有细胞毒性，介导内毒素性休克时的肺损伤、肺部炎症以及缺血再灌注损伤。

3）肺血管内皮细胞合成前列环素(PGI)；肺合成释放5-羟色胺和组胺。

3. 生物活性物质灭活

参与生物活性物质5-羟色胺、乙酰胆碱、缓激肽以及前列腺素等的代谢灭活。

2.3.3 呼吸系统在酸碱平衡中的作用

正常人血液的酸碱度即pH值始终保持在一定的水平，其变动范围很小。肺通过呼吸参与对内环境pH值的调节。

1）中枢　$PaCO_2$↑使脑脊液pH↓，刺激位于延髓腹外侧浅表部位的氢离子敏感性中枢化学感受器，使呼吸中枢兴奋。如果CO_2浓度高于80 mmHg，则使呼吸中枢抑制。

2）外周　主要是颈动脉体化学感受器，感受到缺O_2、pH↓和$PaCO_2$↑的刺激，反射性地兴奋呼吸中枢，使呼吸加深加快，呼出CO_2。

习　题　2

A1型题

(　　)1. 维持胸膜腔内负压的必要条件是

A. 胸膜脏层和壁层紧贴　　B. 胸膜腔与外界封闭

C. 胸膜腔内有少量液体　　D. 吸气肌收缩

E. 肺内压低于大气压

(　　)2. 跨肺压是指

A. 肺内压与大气压之差
B. 肺内压与胸膜腔内压之差
C. 大气压与胸膜腔内压之差
D. 大气压与胸廓回缩压之差
E. 大气压与肺回缩压之差

(　　)3. 肺内压在下列哪一时相内等于大气压

A. 吸气中和呼气中
B. 吸气中和呼气末
C. 吸气末和呼气中
D. 吸气末和呼气末
E. 呼气中和呼气末

(　　)4. 推动气体进出肺的直接动力是

A. 肺内压与大气压之差
B. 肺内压与胸膜腔内压之差
C. 胸膜腔内压与大气压之差
D. 肺弹性回缩压与肺内压之差
E. 胸廓弹性回位压与胸膜腔内压之差

(　　)5. 平静呼吸时,肺内压在下列哪一时相内低于大气压

A. 吸气过程中
B. 吸气末
C. 呼气过程中
D. 呼气末
E. 呼吸暂停而气道通畅时

(　　)6. 肺通气的原动力来自

A. 肺内压和胸膜腔内压之差
B. 肺的扩大和缩小
C. 胸廓的扩大和缩小
D. 呼吸肌的收缩和舒张
E. 胸膜腔内压的周期性变化

(　　)7. 肺通气是指

A. 肺与血液的气体交换
B. 外界环境与气道的气体交换
C. 肺与外界环境的气体交换
D. 外界环境 O_2 入肺的过程
E. 肺内 CO_2 出肺的过程

(　　)8. 肺通气的直接动力来自

A. 呼吸肌的舒缩
B. 肺舒缩运动
C. 肺内压与大气压之差
D. 胸廓的舒缩
E. 肺内压和胸内压之差

(　　)9. 肺表面活性物质减少将导致

A. 肺难以扩张
B. 小肺泡内压小于大肺泡内压
C. 肺弹性阻力减小
D. 肺泡表面张力降低
E. 肺顺应性增加

(　　)10. 当肺容量小于肺总量的 67%时

A. 胸廓以其弹性向外扩展,肺的弹性回缩力消失
B. 胸廓以其弹性向内回缩,肺的弹性回缩力向内

C. 胸廓以其弹性向外扩展,肺的弹性回缩力向内
D. 胸廓以其弹性向内回缩,肺的弹性回缩力消失
E. 胸廓的弹性作用消失,肺的弹性回缩力向内

(　　)11. 衡量肺的可扩张性大小的指标是
A. 弹性阻力　　B. 气道阻力
C. 肺扩散容量　　D. 肺顺应性
E. 肺回缩力

(　　)12. 下列哪种物质可减小气道阻力
A. 乙酰胆碱　　B. 儿茶酚胺
C. 内皮素　　D. 组胺
E. 白三烯

(　　)13. 根据 Laplace 定律,如果大小肺泡彼此相通,且表面张力相等,那么
A. 小肺泡内压力大,大肺泡内压力小
B. 小肺泡内压力小,大肺泡内压力大
C. 大小肺泡内压力相等
D. 吸气时气体主要进入小肺泡
E. 呼气时气体主要出自大肺泡

(　　)14. 正常成年人平静呼吸时,肺顺应性
A. 约为 2 L/cmH_2O　　B. 位于肺静态顺应性曲线上段
C. 大,呼吸省力　　D. 与肺泡表面张力大小无关
E. 受残气量大小的影响

(　　)15. 肺表面活性物质
A. 能增加肺泡表面张力　　B. 能增加肺顺应性
C. 由肺泡Ⅰ型细胞分泌　　D. 主要成分是 DPPC
E. 分布于肺泡上皮细胞与表面液体层之间

(　　)16. 平静呼吸时,无论吸气或呼气,胸膜腔内压均为负值,主要因为
A. 肺的自然容积大于胸廓的自然容积
B. 胸廓自然容积大于肺的自然容积
C. 肺的回缩力小于胸廓回缩力
D. 肺表面活性物质的作用
E. 胸廓的弹性阻力大于肺内压

(　　)17. 由于功能残气量的作用,每次平静呼吸可更新的肺泡内气体约为
A. 1/2　　B. 1/3　　C. 1/5　　D. 1/7
E. 1/10

(　　)18. 对肺泡气体分压变化起缓冲作用的是
A. 补吸气量　　B. 补呼气量

C. 深吸气量　　D. 功能残气量
E. 残气量

(　　)19. 当呼吸幅度减小而呼吸频率加快时，受影响最大的是
A. 肺通气量　　B. 无效腔气量
C. 肺泡通气量　　D. 功能残气量
E. 肺扩散容量

(　　)20. 肺泡通气量是指
A. 每分钟进出肺的气体量
B. 进入肺泡能与血液进行交换的气体量
C. 尽力吸气后所能呼出的气体量
D. 每次吸入或呼出的气体量
E. 无效腔的气体量

(　　)21. 呼吸频率从12次/min增加到24次/min，潮气量从500 mL减少到250 mL，则
A. 肺通气量增加　　B. 肺泡通气量增加
C. 肺泡通气量不变　　D. 肺通气量减少
E. 肺泡通气量减少

(　　)22. 最大呼气末存留于肺中的气体量是
A. 残气量　　B. 功能残气量
C. 补呼气量　　D. 肺活量与深吸气量之差
E. 肺总量与深吸气量之差

(　　)23. 下列哪种肺容量在严重哮喘病患者降低最为显著
A. 肺活量　　B. 用力肺活量
C. 用力呼气量　　D. 深吸气量
E. 补呼气量

(　　)24. 正常人第1 s末用力呼气量约占用力肺活量的
A. 50%　　B. 60%　　C. 70%　　D. 80%
E. 90%

(　　)25. 衡量肺通气潜能的指标是
A. 肺通气量　　B. 肺泡通气量
C. 用力肺活量　　D. 用力呼气量
E. 通气储量百分比

(　　)26. 正常人平静呼吸时的频率为
A. 6～8次/min　　B. 8～10次/min
C. 10～12次/min　　D. 12～18次/min
E. 20～25次/min

(　　)27. 决定肺部气体交换方向最主要的因素是

A. 气体的溶解度　　B. 气体的分压差
C. 气体的分子量　　D. 呼吸膜的通透性
E. 气体和血红蛋白的亲和力

(　　)28. 由于气体分子的不同特性，CO_2的扩散系数约为 O_2的
A. 10 倍　　B. 20 倍
C. 30 倍　　D. 40 倍
E. 50 倍

(　　)29. 下列关于通气/血流比值的叙述，错误的是
A. 是指每分肺泡通气量和每分肺血流量之间的比值
B. 正常成年人安静时约为 0.84
C. 可作为衡量肺换气功能的指标
D. 该比值减少，意味着肺泡无效腔增大
E. 人体直立时，肺尖部增大，肺底部减小

(　　)30. 通气/血流比值增大，意味着
A. 肺泡无效腔增大　　B. 解剖无效腔增大
C. 出现解剖动-静脉短路　　D. 肺气体交换障碍
E. 出现功能性动-静脉短路

(　　)31. 下列各项中，能使通气/血流比值升高的是
A. 肺水肿　　B. 肺气肿
C. 哮喘发作　　D. 肺纤维化
E. 肺毛细血管阻塞

(　　)32. 安静状态下，呼吸膜的扩散面积约为
A. 40 m^2　　B. 50 m^2
C. 60 m^2　　D. 70 m^2
E. 80 m^2

(　　)33. 肺换气中，造成临床上缺 O_2比 CO_2潴留更为常见的主要原因是
A. O_2的分压差比 CO_2大　　B. CO_2的溶解度比 O_2大
C. CO_2的分子量比 O_2大　　D. CO_2通过呼吸膜的距离比 O_2大
E. CO_2的扩散速率比 O_2大

(　　)34. 体内 CO_2分压最高的部位是
A. 组织液　　B. 细胞内液
C. 毛细血管血液　　D. 动脉血液
E. 静脉血液

(　　)35. Hb 的构型由 R 型变为 T 型时
A. 氧离曲线左移　　B. Hb 与 O_2的亲和力降低
C. Hb 与 O_2的亲和力不变　　D. Hb 与 CO_2结合能力降低

E. Hb 与 H^+ 结合能力降低

(　　)36. CO_2与 Hb 结合生成氨基甲酰血红蛋白的反应主要受下列哪种因素的调节

A. O_2分压　　B. CO_2分压

C. 氧化作用　　D. 氧合作用

E. 碳酸酐酶作用

(　　)37. 产生呼吸节律的基本中枢位于

A. 脊髓　　B. 延髓

C. 脑桥　　D. 下丘脑

E. 大脑皮层

(　　)38. 血中 CO_2分压升高使呼吸运动加强，主要通过刺激下列哪一部位实现

A. 脑桥呼吸相关神经元　　B. 中枢化学敏感区

C. 延髓呼吸神经元　　D. 颈动脉窦和主动脉弓

E. 颈动脉体和主动脉体

(　　)39. 调节呼吸最重要的生理因素是

A. CO_2　　B. O_2

C. H^+　　D. 2，3-DPG

E. CO

(　　)40. 实验切断双侧颈迷走神经后，实验动物的呼吸

A. 频率加快，幅度减小　　B. 频率加快，幅度增大

C. 频率和幅度均不变　　D. 频率减慢，幅度减小

E. 频率减慢，幅度增大

(　　)41. 下列关于肺牵张反射的叙述，正确的是

A. 感受器存在于肺泡壁中

B. 传入纤维在迷走神经中上行至大脑皮层

C. 可促进吸气及时转入呼气

D. 正常人平静呼吸时，对呼吸节律起重要调节作用

E. 没有明显的种属差异

(　　)42. 可引起氧解离曲线由正常位置右移的是

A. CO_2分压升高　　B. 2，3-DPG 浓度降低

C. pH 升高　　D. 温度降低

E. 吸入气中 CO 含量增加

(　　)43. 在高原、高空环境下，只要吸入气氧分压大于 60 mmHg，Hb 氧饱和度仍可达

A. 50％～60％　　B. 60％～70％

C. 70％～80％　　D. 80％～90％

E. 90％以上

A2 型题

(　　)44. 女，80 岁，脑梗后卧床半年。胸痛、呼吸困难 2 d 入院。血气分析表现为低氧血症，CT 显示双肺下叶均有动脉栓塞。其低氧血症的主要原因是

A. 阻塞性通气障碍　B. 限制性通气障碍

C. 肺组织弥散性换气障碍　D. 动-静脉短路

E. 通气/血流比例失调

B 型题

45～48

A. 表面活性物质成分改变　B. 表面活性物质合成减少　C. 破坏表面活性物质

D. 表面活性物质稀释　E. 表面活性物质消耗过多

(　　)45. 休克、创伤、严重感染等引起的急性肺损伤，以及缺氧、氧中毒可导致

(　　)46. 各种原因引起的肺泡通气过度可导致

(　　)47. 吸入毒气、强酸强碱、细菌性肺炎、脂肪栓塞后分解形成的游离脂肪酸以及急性胰腺炎时释放的卵磷脂酶等可导致

(　　)48. 严重肺水肿和肺出血可导致

49～50

A. PGF_{2a}和 LTs　B. TXA_2、LTs　C. PGE_2　D. PGI_2　E. PGA

(　　)49. 与哮喘有密切关系，可引起强烈而持续气道平滑肌收缩

(　　)50. 对急性肺栓塞的肺血流动力学改变有重要作用，引起明显的肺血管收缩，使肺动脉压升高，心排血量下降

简答题

51. 简述肺表面活性物质的来源、成分、生理作用及意义。
52. 简述氧离曲线各段的形态特征及其意义，以及影响氧离曲线的因素。
53. 动物实验中，切断家兔双侧颈迷走神经时呼吸节律和呼吸幅度有何变化？简述其原因。
54. 严重肺气肿、肺心病患者为何不宜以吸入纯 O_2来改善其缺 O_2状况？
55. 动物实验中，吸入气 CO_2浓度增加对动物的呼吸有何影响？为什么？
56. 简述胸膜腔内负压的形成原理及其生理意义。
57. 在每分通气量相同的条件下，为什么一定范围内深而慢的呼吸气体交换率高于浅而快的呼吸？

参考答案

题号	1	2	3	4	5	6	7	8	9	10
知识点编码	2.1.1.3	2.1.1.1	2.1.1.1	2.1.1.1	2.1.1.1	2.1.1.1	2.1.1	2.1.1.1	2.1.1.2	2.1.1.2
参考答案	B	B	D	A	A	D	C	C	A	C
题号	11	12	13	14	15	16	17	18	19	20
知识点编码	2.1.1.2	2.1.1.2	2.1.1.2	2.1.1.2	2.1.1.2	2.1.1.3	2.1.1.4	2.1.1.4	2.1.1.4	2.1.1.4
参考答案	D	B	A	C	B	B	D	D	C	B
题号	21	22	23	24	25	26	27	28	29	30
知识点编码	2.1.1.4	2.1.1.4	2.1.1.4	2.1.1.4	2.1.1.4	2.2.1.1	2.1.2.1	2.1.2.2	2.1.2.2	2.1.2.2
参考答案	E	A	C	D	E	D	B	B	D	A
题号	31	32	33	34	35	36	37	38	39	40
知识点编码	2.1.2.2	2.1.2.2	2.1.2.2	2.1.2.3	2.1.3.1	2.1.3.2	2.2.1.1	2.2.1.1	2.2.1.1	2.2.2.2
参考答案	E	A	E	B	B	D	B	B	A	E
题号	41	42	43	44	45	46	47	48	49	50
知识点编码	2.2.2.2	2.1.3.1	2.2.3.2	2.1.2.2	2.1.1.2	2.1.1.2	2.1.1.2	2.1.1.2	2.3.2.1	2.3.2.1
参考答案	C	A	E	E	B	E	C	D	B	C
题号	51	52	53	54	55	56	57			
知识点编码	2.1.1.2	2.1.3.1	2.2.2.2	2.2.2.1	2.2.2.1	2.1.1.3	2.1.1.2			
参考答案	详见知识点									

❸ 呼吸衰竭的病理生理学基础

3.1 肺功能不全概述

【知识要点】

1. 呼吸衰竭的概念和分类
2. 肺功能不全的概念
3. 呼衰指数的概念和意义
4. 肺的外呼吸功能和肺的非呼吸功能

【正文】

在呼吸的 3 个环节:外呼吸、气体在血液中的运输和内呼吸中,肺主管外呼吸功能。肺脏通过呼吸运动不断给机体提供 O_2,并排出多余的 CO_2,使动脉血氧分压(PaO_2)和动脉血二氧化碳分压($PaCO_2$)维持在正常范围,保持内环境的相对稳定。肺脏除了外呼吸功能外,还具有代谢、防御、贮血等非呼吸功能。

3.1.1 肺功能不全的概念

肺功能不全通常是针对肺的外呼吸功能而言,肺的外呼吸功能包括肺通气和肺换气两个过程,凡能影响这两个过程的病因均可引起肺的外呼吸功能障碍,导致机体 PaO_2 的降低和 $PaCO_2$ 的升高,并引发一系列异常生命活动过程,称为肺功能不全,也称为呼吸功能不全。

3.1.2 呼吸衰竭的概念

肺功能不全进展到严重阶段,即为呼吸衰竭,简称呼衰,是指各种原因导致外呼吸功能严重障碍,以致在海平面、静息状态下,PaO_2 低于 60 mmHg,伴或不伴有 $PaCO_2$ 高于 50 mmHg的病理过程。

呼吸衰竭见于多种呼吸系统疾病，表现为共同的功能、代谢甚至形态结构的改变。呼吸衰竭也见于一些非呼吸系统疾病，如休克、心衰晚期。肺的外呼吸功能、肺功能不全与呼吸衰竭的关系如图 3.1 所示。

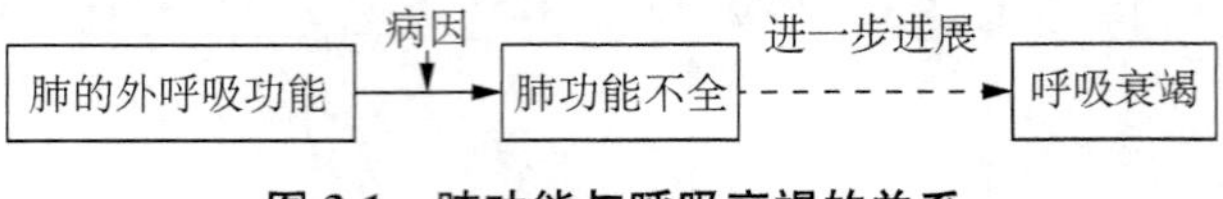

图 3.1　肺功能与呼吸衰竭的关系

3.1.3　呼吸衰竭的分类

按侧重点不同，呼吸衰竭有不同的分类方法。

1. 根据动脉血气特点分类

呼吸衰竭临床诊断依赖动脉血气分析。根据动脉血气特点，呼吸衰竭可分为Ⅰ型和Ⅱ型。Ⅰ型呼吸衰竭，血气特点为 $PaO_2<60$ mmHg，$PaCO_2$降低、轻度增高或正常，又称为低氧血症型呼吸衰竭；Ⅱ型呼吸衰竭，血气特点为 $PaO_2<60$ mmHg，同时伴有 $PaCO_2>50$ mmHg，又称为高碳酸血症型呼吸衰竭。

2. 按发病的急缓分类

可分为急性呼吸衰竭和慢性呼吸衰竭。

1）急性呼吸衰竭　起病急。

2）慢性呼吸衰竭　起病慢、病程长。

3. 按病变部位分类

可分为中枢性呼吸衰竭和外周性呼吸衰竭。

1）中枢性呼吸衰竭　原发病变在呼吸中枢。

2）外周性呼吸衰竭　原发病变在外周。

4. 按发病机制分类

可分为通气障碍型呼吸衰竭和换气障碍型呼吸衰竭。

1）通气障碍型呼吸衰竭　通气功能障碍。

2）换气障碍型呼吸衰竭　换气功能障碍。

3.1.4　呼衰指数

临床上为排除吸入气氧浓度（fraction of inspire oxygen，FiO_2）对血气值的影响，当FiO_2不足 20%时，引入呼衰指数（respiratory failure index，RFI）作为诊断呼吸衰竭的指标。呼衰指数是指动脉血氧分压与吸入气氧浓度之比值。

$$RFI=PaO_2/FiO_2$$

$RFI \leqslant 300$ 可诊断为呼吸衰竭。

3.2 呼吸衰竭的原因和发生机制

【知识要点】

1. 呼吸衰竭的原因和发生机制
2. 慢性阻塞性肺疾病和急性呼吸窘迫综合征时发生呼吸衰竭的机制
3. 急性呼吸窘迫综合征的概念、原因
4. 慢性阻塞性肺疾病的概念
5. 急性呼吸窘迫综合征时急性肺损伤的发生机制

【正文】

肺的外呼吸功能包括肺通气和肺换气。各种病理性因素通过影响外呼吸功能的不同环节导致呼吸衰竭的发生，可能是影响肺的通气功能导致肺通气功能障碍，也可能是影响肺的换气功能导致肺换气功能障碍，或者二者兼有。肺通气功能障碍包括限制性通气不足和阻塞性通气不足。肺换气功能障碍包括弥散障碍、肺泡通气/血流比值失调以及解剖分流增加。

3.2.1 肺通气功能障碍

3.2.1.1 限制性通气不足

限制性通气不足是指因吸气时肺泡扩张受限而引起的肺泡通气不足。呼吸中枢、脊髓、脊神经、呼吸肌、胸廓、胸腔、胸膜和肺泡的病变，均可影响肺泡扩张从而引起限制性通气不足。限制性通气不足常见于以下情况。

1. 呼吸肌活动障碍

吸气运动是呼吸肌收缩引起的主动过程，呼吸肌活动障碍是导致限制性通气不足的重要原因。中枢和周围神经的器质性病变如脑外伤、脑血管意外、脑炎、脊髓灰质炎、多发性神经炎等；由过量安眠、镇静、麻醉所致的呼吸中枢抑制和神经阻滞；以及呼吸肌本身的收缩功能障碍如长时间呼吸困难和呼吸运动增强所引起的呼吸肌疲劳、由营养不良所引起的呼吸肌萎缩、由低钾血症、缺氧、酸中毒所引起的呼吸肌无力等，均可累及呼吸肌收缩功能而致肺泡扩张受限，出现限制性通气不足。近年来，呼吸肌疲劳在呼吸衰竭发病中的作用引起了人们的注意。如慢性阻塞性肺疾病患者，由于长时间呼吸困难和呼吸运动增强而引起呼吸肌（特别是膈肌）疲劳，使其收缩力和（或）收缩速度降低。

2. 胸廓的顺应性降低

顺应性指单位压力变化所引起的容量变化，为弹性阻力的倒数，常用来表示胸廓和肺的可扩张性。如弹性阻力大，则顺应性小，难以扩张，反之亦然。胸廓的顺应性降低，常因严重的胸部畸形、胸膜粘连增厚或纤维化所致。

3. 肺的顺应性降低

肺顺应性降低见于严重的肺纤维化、肺不张、肺水肿、肺实变或肺叶（肺段）的广泛切除造成的肺的弹性阻力增加和肺表面活性物质的减少。早产儿肺表面活性物质缺乏、肺顺应性降低易引发新生儿呼吸窘迫综合征。

4. 胸腔积液、积气或占位性病变

胸腔积液、积气或占位性病变时，肺组织受挤压、扩张受限，易导致限制性通气不足。

限制性通气不足常导致Ⅱ型呼吸衰竭。各种原因导致肺泡扩张受限，肺泡通气不足时，肺泡气 O_2分压（PAO_2）下降、CO_2分压（$PACO_2$）增高，流经肺泡的血液不能充分动脉化，PaO_2下降，常有 PaO_2＜60 mmHg，并伴 $PaCO_2$＞50 mmHg，如图 3.2 所示。

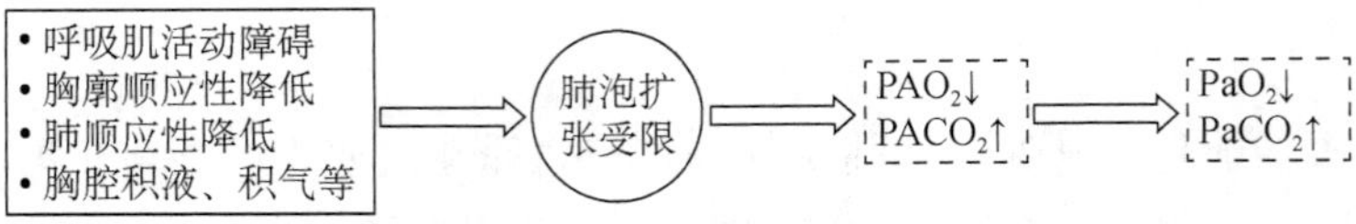

图 3.2　限制性通气不足导致呼吸衰竭的原因和机制

图中↑代表升高，↓代表下降

3.2.1.2　阻塞性通气不足

因气道狭窄或阻塞所致的通气障碍称阻塞性通气不足，包括气管痉挛、管壁肿胀或息肉、管壁纤维化、黏液、渗出物或异物堵塞气道等。气道狭窄或阻塞可分为中央性和外周性。

1. 中央性气道阻塞

中央性气道阻塞指从环状软骨下缘至气管分叉处的气道阻塞，或者说气管分叉处以上的气道阻塞。阻塞可位于胸外或胸廓内。

1）阻塞位于胸外时，如声带麻痹、炎症、水肿等。吸气时，气体流经病灶引起压力降低（Venturi 效应，气体流过凸面时会造成压力降低和湍流形成），可致阻塞下端的气道内压明显低于大气压，跨壁压明显增加，因此吸气时气道狭窄更为严重；相反，呼气时，气道内压大于大气压，而使阻塞减轻。因此，胸外中央气道阻塞临床常表现为吸气性呼吸困难，即出现吸气费力，重者常因吸气肌极度用力，胸腔负压增大，吸气时胸骨上窝、锁骨上窝及各肋间隙明显凹陷。

2）阻塞位于胸廓内时，如气管异物、肿瘤等。吸气时由于气道内压大于胸内压，故稍减轻阻塞程度；呼气时由于胸内压升高而压迫气道，使气道狭窄加重，病人表现为明显的呼气性呼吸困难，出现呼气费力、呼气缓慢、呼气时间明显延长。

2. 外周性气道阻塞

外周性气道阻塞又称为小气道阻塞，好发于内径小于 2 mm 的细支气管，包括从终末细支气管到呼吸性细支管，表现为明显的呼气性呼吸困难，机制如下。

1）呼气时小气道狭窄加重

内径小于 2 mm 的细支气管软骨为不规则的片状，由于无软骨支撑、管壁薄，又与管周围的肺泡结构紧密相连，胸内压及周围弹性组织的牵引力均可影响其内径。因此，随着吸气与呼气导致的胸内压的改变，其内径也随之扩大和缩小。吸气时，肺泡扩张，细支气管受周围弹性组织牵拉，使管径增大或管道伸长；呼气时，胸内压增高，肺泡回缩，管周弹性组织松弛，对小气道的牵拉力减小，小气道缩短变窄，出现呼气性呼吸困难。如慢性阻塞性肺疾病主要侵犯小气道，不仅导致小气道管壁增厚、痉挛、顺应性降低，管腔也可被分泌物堵塞，肺泡壁的损坏还会使其对细支气管的牵引力降低，用力呼气时，可引起小气道阻塞加重甚至闭合，从而出现严重的呼气性呼吸困难。

2）等压点上移

呼气时，肺泡内压、气道内压大于大气压，推动肺泡气沿气道呼出，压力从小气道到中央气道乃至口鼻逐渐下降。因此，在呼出的气道上必定有一部位气道内压与胸内压相等，这一气道部位称为等压点。正常人的等压点位于有软骨支撑的较大气道，如图 3.3 所示。所谓“等压点上移”是指气道内压与胸内压相等的气道部位移向小气道或者说肺泡方向。

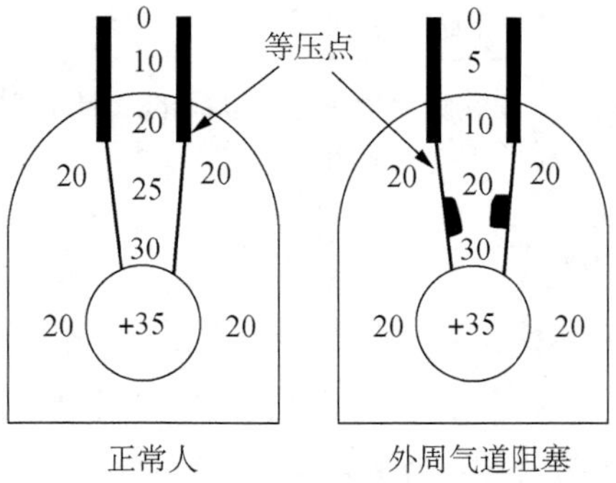

图 3.3　等压点及等压点上移

图中数字大小代表胸内压和气道内压的大小

外周气道阻塞，如慢性支气管炎，由于细支气管狭窄，气道阻力异常增加，气体流过狭窄的气道耗能增加，使气道内压迅速下降，等压点上移。又如慢性阻塞性肺气肿时，因细支气管上肺泡的附着点减少，牵拉力减小，引起细支气管缩小变形、阻力增大，等压点上移至小气道。当等压点由大气道上移至无软骨支撑的小气道时，在用力呼气时小气道外的压力大于小气道内的压力，使气道阻塞加重甚至导致小气道闭合，从而出现严重的呼气性呼吸困难。所以，等压点上移是外周性气道阻塞导致呼吸衰竭发生的重要机制之一。

阻塞性通气不足也常常导致Ⅱ型呼吸衰竭。不管是中央性气道阻塞还是外周性气道阻塞，均出现肺泡内气体与外界气体交换障碍、肺泡通气不足，使 PAO_2 下降，CO_2 不能及时排出、$PACO_2$增高，导致流经该部分肺泡的血液不能充分动脉化，PaO_2＜60 mmHg，并伴 $PaCO_2$＞50 mmHg。

3.2.2 肺换气功能障碍

肺换气功能障碍通常引起Ⅰ型呼吸衰竭，极端严重病人，由于肺部病变广泛，影响到肺总通气量时，引起Ⅱ型呼吸衰竭。

3.2.2.1 弥散障碍

弥散障碍是指因肺泡膜面积减少或肺泡膜增厚增加和/或弥散时间缩短引起的气体交换障碍。肺泡气与肺泡毛细血管血液间的气体交换是一个物理弥散过程，弥散量与弥散面积、弥散膜厚度、血液与肺泡接触时间（弥散时间）以及气体弥散速率有关。气体弥散速率取决于膜两侧气体分压差、气体分子量和溶解度，CO_2的弥散速率是O_2的 20 倍。弥散障碍导致呼吸衰竭的常见原因和机制如图 3.4 所示。

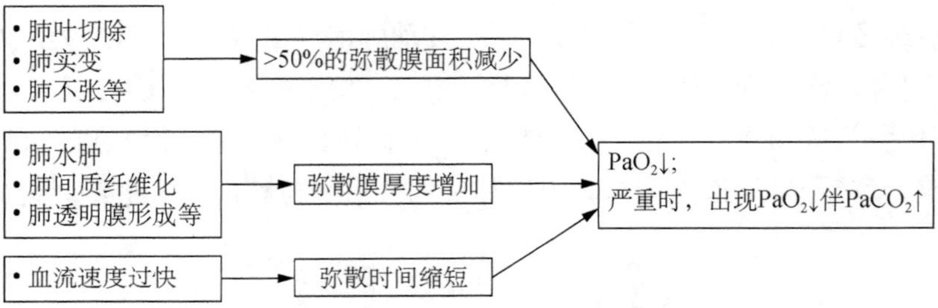

图 3.4 弥散障碍导致呼吸衰竭的原因和机制

图中↑代表升高，↓代表下降

3.2.2.2 肺泡通气/血流比值失调

气体流经肺泡时能否获得足够的氧和充分地排出 CO_2，还取决于肺泡的通气量与流经肺泡的血流量的比例，正常情况下，各部分肺泡的通气/血流比值（$\dot{V}_A/\dot{Q}$）并不是均匀的，全肺平均在 0.8 左右。肺部的许多病变，可引起部分肺泡通气不足或者部分肺泡血流不足，最终导致 PaO_2降低和 $PaCO_2$升高。这是肺部疾患引起呼吸衰竭最常见和最重要的机制。

1. 部分肺泡通气不足

如图 3.5 所示，支气管哮喘、慢性支气管炎、阻塞性肺气肿等引起的气道阻塞，或者肺纤维化、肺水肿等引起的限制性通气功能障碍，常常引起病变部位肺泡（病肺）通气量明显下降，称部分肺泡通气不足。因流经该部分肺泡的血流量并未相应减少，$\dot{V}_A/\dot{Q}$ 降低，病肺周围毛细血管内的静脉血不能充分氧合，导致 PaO_2明显降低、$PaCO_2$明显升高；正常肺泡（健肺）代偿，通气量增加而血流量未变，$\dot{V}_A/\dot{Q}$ 升高，健肺周围毛细血管内的静脉血充分氧合后，PaO_2增高，由于 CO_2溶解度大、弥散能力强，在没有肺通气功能障碍的前提下，$PaCO_2$明显降低。全肺经气体交换后，动脉血 PaO_2降低、$PaCO_2$可以正常、升高或降低。

部分肺泡通气不足又称静脉血掺杂或功能性分流。

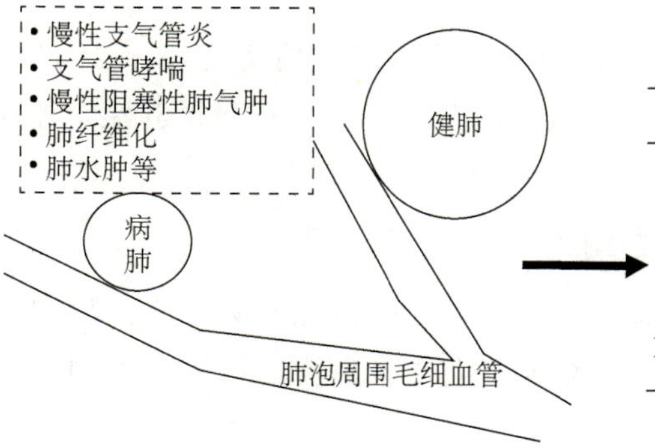

	病肺	健肺	全肺
$\dot{V}_A/\dot{Q}$	<0.8	>0.8	0.8
PaO_2	↓↓	↑	↓
$PaCO_2$	↑↑	↓↓	正常或↓或↑

图 3.5　部分肺泡通气不足导致呼吸衰竭的原因和机制

图中↑代表升高，↑↑代表明显升高；↓代表下降，↓↓代表明显下降

2. 部分肺泡血流不足

肺动脉栓塞、弥散性血管内凝血(DIC)、肺动脉炎、肺血管收缩等，可使病变部位肺泡周围毛细血管血流量明显下降，但肺泡通气相对良好，称部分肺泡血流不足。虽然病变部位肺泡(病肺)$\dot{V}_A/\dot{Q}$ 显著大于正常，但肺泡内的通气不能充分被利用，汇入健肺代偿后血流，最终仍导致 PaO_2 的降低，$PaCO_2$ 可以正常、升高或降低，如图 3.6 所示。部分肺泡血流不足又称死腔样通气。

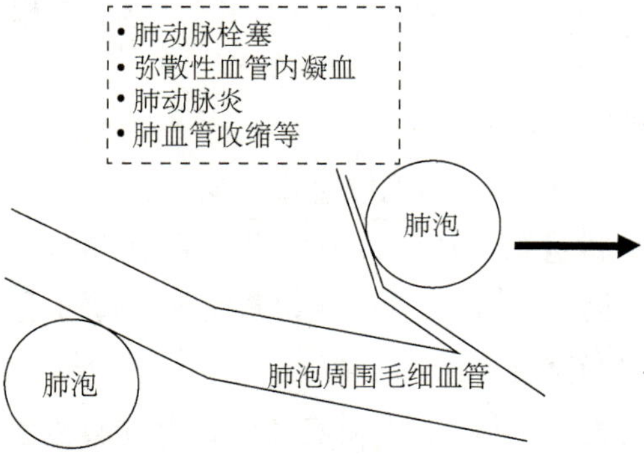

	病肺	健肺	全肺
$\dot{V}_A/\dot{Q}$	>0.8	<0.8	0.8
PaO_2	↑	↓↓	↓
$PaCO_2$	↓↓	↑↑	正常或↓或↑

图 3.6　部分肺泡血流不足导致呼吸衰竭的原因和机制

图中↑代表升高，↑↑代表明显升高；↓代表下降，↓↓代表明显下降

3.2.2.3　解剖分流增加

解剖分流是指肺内静脉血不经肺泡氧合直接流入肺静脉。正常情况有少部分静脉血可以不经肺泡，而经过动-静脉吻合支、支气管静脉和肺静脉之间的交通支流入肺静脉，只占心输出量的 2%～3%，不会对 PaO_2 产生影响。当肺实变、肺不张、支气管扩张症伴支气管血管扩张和肺内动-静脉短路开放时，使肺内不经肺泡氧合直接流入肺静脉的静脉血增加，而发生呼吸衰竭。解剖分流的血液完全未经气体交换过程，故又称为真性分流，吸入纯氧可有效地提高功能性分流的 PaO_2，但对真性分流则无明显作用，用这种方法可对二者进行鉴别。

3.2.3 常见呼吸系统疾病导致呼吸衰竭的机制

在临床实际病例中，单纯通气不足、单纯弥散障碍或单纯通气/血流比例失调引起呼吸衰竭的情况较少见，往往是几个因素同时存在、共同作用。下面举例说明呼吸衰竭的发生机制。

3.2.3.1 急性呼吸窘迫综合征与呼吸衰竭

急性呼吸窘迫综合征（ARDS）是急性肺损伤引起的急性呼吸衰竭，以弥漫性肺泡-毛细血管膜（呼吸膜）损伤为主要病理特征，临床上主要表现为进行性呼吸困难和顽固性低氧血症，X线胸片往往显示为“白肺”。

1. 病因

ARDS的病因很多，包括：

1）化学性因素　吸入毒气、烟雾、胃内容物等。

2）物理性因素　放射性损伤，广泛的肺挫伤等。

3）生物因素　如肺部冠状病毒感染引起的严重急性呼吸综合征。

4）某些全身性病理过程　如严重感染、败血症、休克、大面积烧伤。

5）某些治疗措施所致　体外循环，血液透析等所致。

2. 急性肺损伤的发生机制

急性肺损伤的发生机制尚未完全明确，不同病因引起肺损伤的机制不尽相同，包括：

1）致病因子直接作用于肺泡膜。

2）通过炎细胞和趋化因子作用，间接引起肺损伤。

3）中性粒细胞聚集、激活，损伤肺泡上皮细胞和毛细血管内皮细胞。

4）血管内膜的损伤、中性粒细胞及肺组织释放的促凝物质导致血管内凝血、微血栓形成，以及纤维蛋白降解产物及释放血栓素A2等血管活性物质使肺血管通透性增高等。

3. 严重ARDS患者出现呼吸衰竭的发生机制

1）各种病因引起肺泡-毛细血管膜损伤，肺泡上皮和毛细血管内皮通透性增高，引起渗透性肺水肿及肺透明膜形成，导致肺弥散功能障碍。

2）各种病因引起肺泡上皮细胞损伤，肺泡Ⅱ型上皮细胞产生的肺表面活性物质减少，同时水肿液的稀释和肺泡过度通气的消耗使肺表面活性物质的浓度进一步降低，肺泡表面张力增高，肺顺应性下降，形成肺不张，解剖分流增加。

3）肺不张、肺水肿引起的气道阻塞，炎症介质引起的支气管痉挛均可引起部分肺泡通气不足，肺内功能性分流增加。

4）肺内DIC及炎症介质引起的肺血管收缩，可引起死腔样通气增加。

综上所述，ARDS的病因导致的急性肺损伤引起肺弥散功能障碍，肺内解剖分流、功能分流及死腔通气均增加，PaO_2降低，轻症患者因肺通气量变化不大，$PaCO_2$升高可不明显，表现为Ⅰ型呼吸衰竭。严重病例，由于肺部广泛病变，影响到肺通气功能时，不仅有

PaO_2的进行性降低，还会伴有 $PaCO_2$的明显升高，表现为Ⅱ呼吸衰竭。ARDS 导致呼吸衰竭的病因和机制见图 3.7。

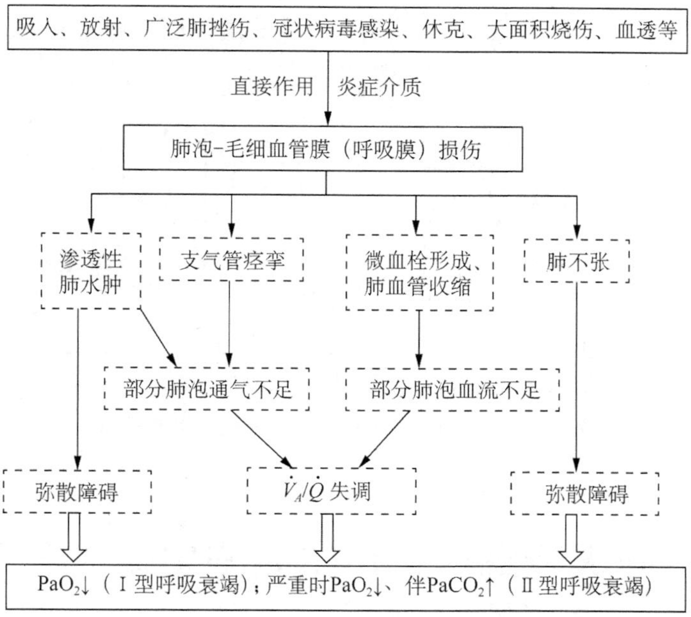

图 3.7　急性呼吸窘迫综合征导致呼吸衰竭的病因和机制

3.2.3.2　慢性阻塞性肺疾病与呼吸衰竭

慢性阻塞性肺疾病(COPD)简称“慢阻肺”，是一组以慢性不可逆性或可逆性气道阻塞、呼气阻力增加、肺功能不全为共同特征的疾病总称，主要包括慢性支气管炎、肺气肿、支气管哮喘、支气管扩张症等。COPD 发展至晚期，常常出现呼吸衰竭，其机制主要包括：

1）阻塞性通气障碍　慢性炎细胞浸润、充血、水肿、黏液腺及杯状细胞增生等引起支气管壁肿胀、气道狭窄；气道高反应性、炎症介质作用使支气管痉挛；黏液分泌增多、纤毛细胞损伤等引起气道阻塞；小气道阻塞、肺气肿时肺泡弹性阻力降低等引起等压点上移。

2）限制性通气障碍　肺泡Ⅱ型上皮细胞受损、肺表面活性物质消耗增多使肺表面活性物质减少，肺泡扩张受限；营养不良、缺氧、酸中毒、呼吸肌疲劳等引起呼吸肌衰竭。

3）肺弥散功能障碍　肺泡损伤引起弥散面积减少，以及炎症所致的呼吸膜厚度增加。

4）肺泡通气/血流比例失调　气道阻塞可引起部分肺泡通气不足，肺血管收缩和肺血管重塑可引起部分肺泡血流不足。

综上所述，COPD 患者既有肺通气功能障碍，也存在肺换气功能障碍。肺换气不足引起 PaO_2降低，总的肺通气不足则导致 PaO_2的降低和 $PaCO_2$的升高。因此，随致病因子和病情进展的不同，COPD 晚期可表现为Ⅰ型或Ⅱ型呼吸衰竭。COPD 导致呼吸衰竭的机制如图 3.8 所示。

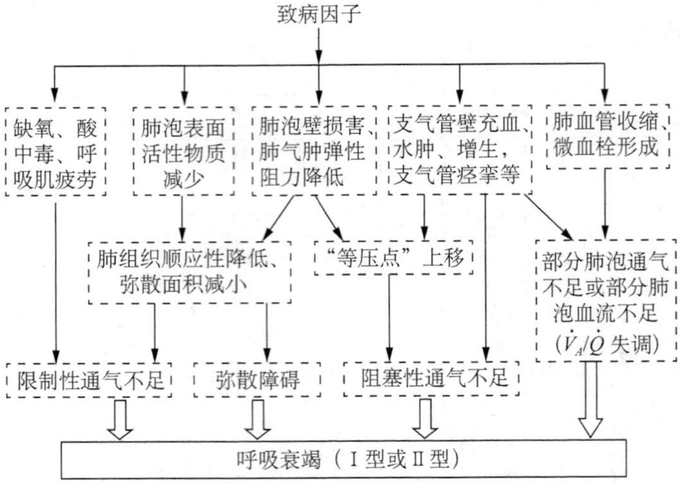

图 3.8　慢性阻塞性肺疾病导致呼吸衰竭的机制

3.3　呼吸衰竭时机体主要的功能代谢变化

【知识要点】

1. 呼吸衰竭时呼吸系统的代偿性变化及机制
2. 肺性脑病和肺源性心脏病的机制
3. 发绀的概念及机制
4. 呼吸衰竭时酸碱平衡紊乱及血气变化
5. 呼吸衰竭时机体其他功能、代谢变化及机制

【正文】

呼吸衰竭时机体 PaO_2降低、伴或不伴 $PaCO_2$升高，内环境稳态破坏，机体出现一系列功能、代谢变化。首先是代偿适应性反应，以改善组织供氧、维持体内酸碱平衡，如果严重缺氧或重度高碳酸血症时机体代偿不全或者机体过度代偿，各器官系统可能出现代谢、功能紊乱甚至损伤性变化。

3.3.1　酸碱平衡紊乱及电解质紊乱

呼吸衰竭患者可以并发代谢性酸中毒、呼吸性酸中毒、呼吸性碱中毒，甚至会出现代谢性碱中毒，更多的是出现混合性酸碱平衡紊乱，同时伴有电解质紊乱。

3.3.1.1　代谢性酸中毒

Ⅰ型和Ⅱ型呼吸衰竭均有 PaO_2 降低，因供氧减少机体有氧代谢降低、无氧糖酵解增强，乳酸等酸性代谢产物增加，引起代偿性酸中毒。此外，呼吸衰竭时可能出现肾功能障碍或肾功能不全，肾小管排酸保碱功能低，也可合并发生代谢性酸中毒。动脉血气分析可表现为血 pH 降低，PaO_2 降低，实际碳酸氢盐（AB）、标准碳酸氢盐（SB）降低，碱剩余（BE）负值加大。

3.3.1.2　呼吸性酸中毒

Ⅱ型呼吸衰竭伴有 $PaCO_2$ 升高，机体原发性 H_2CO_3 增高，引起呼吸性酸中毒。动脉血气分析可表现为血 pH 降低，$PaCO_2$ 增高，AB、SB 升高，BE 正值加大，AB ＞SB。

3.3.1.3　呼吸性碱中毒

Ⅰ型呼吸衰竭时，PaO_2 低于 60 mmHg，反射性引起呼吸加深加快，当出现肺过度通气时，可引起呼吸性碱中毒。动脉血气分析可表现为血 pH 升高，$PaCO_2$ 降低，AB、SB 均降低，BE 负值加大，AB＜SB。

3.3.1.4　代谢性碱中毒

代谢性碱中毒常见于慢性Ⅱ型呼吸衰竭病人，往往在治疗过程中，因过多过快排出 CO_2（如人工呼吸机使用不当），使血浆中碳酸浓度迅速纠正，而体内代偿性增加的 HCO_3^- 来不及排出，从而发生代谢性碱中毒。动脉血气分析可表现为血 pH 升高，AB、SB 均升高，BE 正值加大。

3.3.1.5　电解质紊乱

呼吸衰竭时，因 PaO_2 降低、$PaCO_2$ 升高，以及酸碱平衡紊乱的影响，机体会出现各类电解质紊乱，详见表 3.1。

表 3.1　呼吸衰竭常见电解质紊乱类型

常见电解质紊乱类型	发生机制
高血钾	酸中毒胞内 K^+ 外移和肾排 K^+ 减少
高血氯	代谢性酸中毒时由于［HCO_3^-］降低，肾排 Cl^- 减少，故血［Cl^-］增高
低血氯	呼吸性酸中毒时高碳酸血症使红细胞内 HCO_3^- 增多，与胞外 Cl^- 交换，可致低氯血症；酸中毒时肾小管上皮细胞产 NH_3 增多，HCO_3^- 重吸收增多，尿 NH_4Cl 和 NaCl 排出增多，血［Cl^-］降低。当呼吸性酸中毒合并代谢性酸中毒时，血［Cl^-］可正常

3.3.2　呼吸系统的变化

PaO_2 降低、$PaCO_2$ 升高可通过外周或中枢化学感受器或者直接作用于呼吸中枢，引起呼吸频率、节律和呼吸运动幅度的变化。

3.3.2.1 呼吸系统代偿性变化

1. PaO_2降低

当PaO_2低于60 mmHg时，可刺激颈动脉体和主动脉体化学感受器，反射性兴奋呼吸中枢，使呼吸加深加快，肺通气量增加。呼吸加深、加快，肺通气量增加，是急性缺氧时机体最重要的代偿反应，其代偿意义在于：

1）肺通气量增加，更多的含氧丰富的新鲜空气进入肺泡，PAO_2增高，弥散到肺泡周围毛细血管的氧量增多。

2）肺通气量增加，肺泡扩张充分，呼吸膜面积增加，弥散到肺泡周围毛细血管的氧量增多。

3）胸廓运动幅度增大，胸腔负压增加，回心血量增多，肺循环血流量增多，有利于气体在肺内的交换；同时，使心输出量增加，组织细胞血供增加、供氧量增加。

2. $PaCO_2$升高

$PaCO_2$升高主要作用于中枢化学感受器。当$PaCO_2>50$ mmHg时，即可引起呼吸中枢兴奋，使呼吸加深、加快，但当$PaCO_2>80$ mmHg时，则对呼吸中枢产生抑制作用，此时呼吸运动的维持主要依赖动脉血氧分压降低的刺激。

3.3.2.2 呼吸系统失代偿和损伤性变化

生理情况下，肺通气1 L，呼吸肌需要消耗0.5 mL氧。慢性呼吸衰竭时，由于长时间呼吸运动加深加快，使呼吸肌耗氧增加，加上血供不足、呼吸肌疲劳，使呼吸运动变浅，呼吸浅则肺通气量减少，可加重呼吸衰竭。

重度缺氧时，即当PaO_2低于30 mmHg时，可直接抑制呼吸中枢，出现中枢性呼吸衰竭，表现为呼吸节律和频率不齐、周期性呼吸甚至呼吸停止，出现潮式呼吸、间歇性呼吸、抽泣样呼吸、叹气样呼吸等呼吸类型。潮式呼吸的产生是因为，严重缺氧（$PaO_2<30$ mmHg）抑制呼吸中枢、呼吸暂停，随着呼吸停止，CO_2无法呼出，$PaCO_2$升高；当$PaCO_2$高于50 mmHg时，兴奋呼吸中枢，呼吸运动恢复，随着CO_2的呼出，$PaCO_2$降低，当$PaCO_2$降低到一定程度，如果此时PaO_2仍低于30 mmHg，则呼吸运动缺乏兴奋性刺激，呼吸又停止，如此周而往复。

缺氧本身可引起肺组织损伤，机制为：

1）缺氧引起肺血管收缩，肺毛细血管血压增高，肺泡或肺间质内液体渗出增多。

2）缺氧直接或间接引起肺血管内皮细胞损伤，毛细血管壁通透性增强，血浆蛋白、红细胞等滤出到肺泡或间质。

3）缺氧导致交感-肾上腺髓质系统兴奋，外周血管收缩，肺血流量增多，肺泡或肺间质内液体渗出增多。

4）缺氧时肺泡上皮细胞对肺泡内液体的主动转运清除功能降低，肺组织液清除障碍。

引起呼吸衰竭的病因如果存在于呼吸系统，也会导致呼吸运动的异常变化。PaO_2降低、$PaCO_2$升高对呼吸的影响见图 3.9。

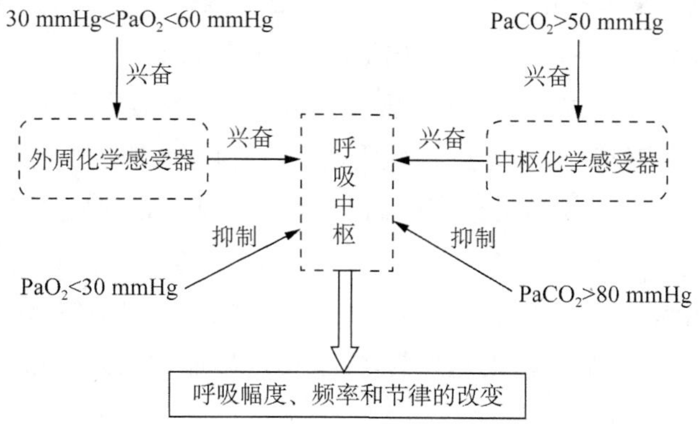

图 3.9　PaO_2降低、$PaCO_2$升高对呼吸的影响

3.3.3　循环系统的变化

低氧血症和高碳酸血症对心血管系统代谢、功能产生影响，严重时甚至导致其结构发生改变。一定程度的低氧血症和高碳酸血症可兴奋心血管运动中枢，导致心输出量增加、血液重新分布、肺血管收缩和毛细血管增生。长期或严重低氧血症和高碳酸血症则导致心律失常、肺血管重塑、肺动脉高压甚至肺源性心脏病的发生。

3.3.3.1　循环系统代偿性变化

轻、中度缺氧（30 mmHg＜PaO_2＜60 mmHg）时，循环系统以代偿适应性变化为主，主要表现如下。

1. 心率加快、心肌收缩力增强、心输出量增加

这是因为轻、中度缺氧时呼吸系统的代偿反应，使呼吸加深、加快，胸廓运动幅度增大，刺激肺牵张感受器，反射性兴奋交感神经所致。

2. 血液重新分布

表现为心、脑供血增多，而皮肤、内脏、骨骼肌和肾脏的血流量减少，机制如下：

1）不同组织器官肾上腺素能受体分布类型不同，对儿茶酚胺的反应性不同。皮肤、内脏、骨骼肌和肾脏的血管上 α-肾上腺素受体密度高，对儿茶酚胺的敏感性高，收缩明显；而心、脑血管上 β-肾上腺素受体密度高，交感兴奋时血管扩张。

2）不同组织器官钾通道不同，对缺氧的反应性不同。缺氧引起心、脑血管平滑肌细胞膜上的钙激活型钾通道（K_{Ca}）和 ATP 敏感性钾通道（K_{ATP}）开放，K^+外流增多，细胞膜超极化，电压依赖性钙通道不易开放，Ca^{2+}进入细胞减少，血管平滑肌松弛，血管扩张。

3）不同组织器官局部代谢产物不同，缺氧时，心、脑等组织器官生成大量的乳酸、腺苷和前列环素等扩血管物质，血管扩张、血流增加。

3. 缺氧性肺血管收缩

当部分肺泡内气体氧分压下降时，该部分肺泡周围小血管收缩，使血流转向通气充分

的肺泡，称为缺氧性肺血管收缩。其机制包括：

1）缺氧时肺血管平滑肌细胞膜上的电压依赖型钾通道（K_V）抑制，K^+外流减少，细胞膜去极化，激活电压依赖性钙通道，Ca^{2+}内流增多，血管收缩。

2）缺氧时，血栓素 A_2、内皮素、血管紧张素Ⅱ、5-羟色胺等局部缩血管物质增多，前列环素、一氧化氮、心房钠尿肽等舒血管物质减少，肺血管收缩。

3）肺小动脉上 α-肾上腺素受体密度高，缺氧时交感兴奋，肺血管收缩。

4. 缺氧诱导因子-1 表达增多

慢性缺氧时，组织细胞内缺氧诱导因子-1 表达增多，组织毛细血管增生，尤其是心脏和脑的毛细血管增生更为显著。毛细血管增生、密度增加，有利于毛细血管血液中的氧向组织细胞的弥散，具有代偿意义。

3.3.3.2 循环系统损伤性变化

1）严重缺氧和高碳酸血症可直接抑制心血管中枢和心脏活动，导致心律失常的发生。

2）慢性缺氧使肺小动脉长期处于收缩状态，可引起肺血管壁平滑肌细胞和成纤维细胞的肥大和增生，血管壁中胶原和弹性纤维沉积，血管管壁增厚、硬化，称为肺血管重塑。

3）肺血管收缩可导致一过性肺动脉高压，肺血管重塑则形成持久的肺动脉高压。缺氧性肺动脉高压是高原心脏病和肺源性心脏病的主要发病环节。

4）肺源性心脏病的发生。肺源性心脏病简称“肺心病”，是肺的慢性器质性病变在引起呼吸衰竭的同时，因肺血管阻力增加、肺动脉高压，使右心后负荷增加，进而右心室结构和/或功能改变，出现右心功能衰竭的疾病。呼吸衰竭合并肺心病机制如下：

（1）肺泡缺氧→肺血管收缩→肺动脉高压（若合并 CO_2潴留，血液 H^+浓度增高，增加肺血管对缺氧的敏感性，使肺血管收缩进一步加重）→右心负荷增加。

（2）肺小血管长期收缩、缺氧→肺血管平滑肌细胞、成纤维细胞增生，胶原蛋白、弹性蛋白合成增多→肺血管重塑→持久稳定的慢性肺动脉高压→右心负荷增加。

（3）长期缺氧引起的代偿性红细胞增多症，因而血液黏滞性增高，增加肺血流阻力→右心负荷增加。

（4）有些肺部病变，如肺小动脉炎、肺毛细血管床的大量破坏、肺栓塞等→肺动脉压增高→右心负荷增加。

（5）缺氧、酸中毒→直接抑制心肌舒缩功能。

（6）呼吸困难时，用力呼气使胸内压异常增高，心脏受压，影响心脏的舒张功能；用力吸气则胸内压异常降低，即心脏外面的负压增大，可增加右心收缩的负荷，促使右心衰竭。

3.3.4 血液系统的变化

1. 红细胞增多和血红蛋白含量增加

慢性呼吸衰竭时常存在慢性缺氧。含氧量低的血液流经肾脏时，刺激肾小球旁间质细胞,使之生成并释放促红细胞生成素,促进红细胞的生成和血红蛋白的合成增加,以增高血氧容量和血氧含量,改善组织供氧,在一定程度内改善缺氧。但如果红细胞过度增多,则血液黏滞度和血流阻力明显增加,心脏后负荷增加,加重心脏做功和耗氧量。

2. 红细胞内2,3二磷酸甘油酸(2,3-DPG)增多

2,3-DPG是糖酵解途径的中间产物。缺氧时红细胞内2,3-DPG增多,氧离曲线右移,血红蛋白与氧的亲和力降低,有利于释放出更多的氧供组织、细胞利用,具有代偿意义。但当动脉血氧分压降低到一定程度时,氧离曲线右移,明显影响肺毛细血管内血红蛋白与氧的结合,使血液携氧能力进一步降低,则加重缺氧。缺氧时红细胞内2,3-DPG含量增多的机制如下:

1) 缺氧时呼吸加深、加快,肺通气量增加,过度通气引起呼吸性碱中毒,激活糖酵解途径的限速酶——磷酸果糖激酶,2,3-DPG生成增多。

2) 脱氧血红蛋白亚基中央空穴大,可容纳2,3-DPG,缺氧时脱氧血红蛋白含量增多,使红细胞内游离的2,3-DPG减少,2,3-DPG对磷酸果糖激酶和2,3二磷酸甘油酸变位酶的抑制作用减弱,糖酵解增强,2,3-DPG生成增多。

3. 发绀

正常情况下,毛细血管血液中脱氧血红蛋白浓度约为2.6 g/dL。缺氧时,外周毛细血管血液中的脱氧血红蛋白浓度增高,当达到或超过5 g/dL时,皮肤、黏膜呈青紫色,称为发绀。

3.3.5 中枢神经系统的变化

中枢神经系统对缺氧最敏感,当$PaO_2<60$ mmHg时,可出现智力和视力轻度减退;如PaO_2迅速降至50 mmHg以下,就会引起一系列神经精神症状,如头痛、不安、定向和记忆障碍、精神错乱、嗜睡、惊厥、昏迷等;$PaO_2<20$ mmHg时,神经细胞出现不可逆损伤。

轻度CO_2潴留($PaCO_2>50$ mmHg)时,脑血管扩张,出现头痛、头晕、烦躁等症状。重度CO_2潴留($PaCO_2>80$ mmHg),可引起头痛、头晕、烦躁不安、言语不清、扑翼样震颤、精神错乱、嗜睡、抽搐、呼吸抑制甚至昏迷等,称为CO_2麻醉。

由呼吸衰竭引起的脑功能障碍,称肺性脑病。其发生机制为:

1) 酸中毒、CO_2潴留和缺氧→脑血管扩张、脑血流量增加、血管壁通透性增高($PaCO_2$升高10 mmHg约可使脑血流量增加50%左右)。

2) 脑细胞水肿:PaO_2降低→ATP生成↓→脑细胞膜上Na^+-K^+泵功能障碍→细胞内Na^+浓度增高→细胞内水钠潴留→脑细胞水肿;γ—氨基丁酸(GABA)↑、磷脂酶激活、溶酶体水解酶释放等导致脑细胞水肿、脑细胞坏死。

3) 脑间质水肿:缺氧和酸中毒损伤血管内皮使其通透性增高,液体积聚在组织间隙,导致脑间质水肿。

3.3.6 肾功能的变化

缺氧、酸中毒→交感神经兴奋→肾血管收缩→肾小球滤过率↓→功能性急性肾功能衰竭，严重时出现器质性肾功能衰竭。患者表现为水肿、少尿、氮质血症和代谢性酸中毒。

3.3.7 胃肠功能的变化

缺氧、酸中毒→交感神经兴奋→腹腔内脏血管收缩→胃肠黏膜缺血、缺氧→胃肠黏膜糜烂、坏死、出血、溃疡形成。同时，CO_2潴留→碳酸酐酶活性升高→胃酸分泌↑→胃肠黏膜糜烂、坏死、出血、溃疡形成。

3.4 呼吸衰竭的防治原则

【知识要点】

1. 呼吸衰竭防治的病理生理学基础
2. 氧疗的基本原则
3. 氧中毒及其危害

【正文】

3.4.1 呼吸衰竭防治的病理生理学基础

1. 防治原发病

积极治疗原发病是防治呼吸衰竭的关键。如针对慢性支气管炎患者，在冬春季节容易因合并感染诱发病情，因此平时注意护理、预防感冒；一旦慢性支气管炎急性发作，则积极给予抗感染等治疗，防止诱发呼吸衰竭和右心衰竭。

2. 提高 PaO_2

无论是何种类型的呼吸衰竭，均会出现低氧血症，根据呼吸衰竭血气变化的不同特点，分别予以不同的氧疗方案。针对只有缺氧而不伴有二氧化碳升高的Ⅰ型呼吸衰竭，宜吸入较高浓度的氧（FiO_2为 40%），以尽快使 PaO_2大于或等于 60 mmHg（8 kPa）、SaO_2上升到 85%以上。对于既有缺氧，又有 CO_2 潴留的Ⅱ型呼吸衰竭，当 $PaCO_2$超过 80 mmHg（10.7 kPa）时，会直接抑制呼吸中枢，因而此时呼吸的兴奋主要依靠低氧血症对外周化学感受器的刺激，来维护机体的通气，提高肺泡通气量。此时应持续性予以低浓度（FiO_2为 25%～29%）、低流量（1～2 L/min）鼻导管给氧，使 PaO_2上升到 55mmHg (7.33 kPa)左右即可，此时 SaO_2 可达 80%以上。此外，慢性阻塞性肺疾病患者采用长期(程)氧疗(每天吸氧大于 15 h)，能减轻肺动脉高压，降低右心负荷，改善生活质量，提高生存率。

3. 增加肺泡通气量，降低 $PaCO_2$

1) 解除呼吸道梗阻　具体措施包括祛痰、解痉、抗炎，保证呼吸道通畅，体位引流、气管插管清除分泌物。

2) 增加呼吸动力　必要时使用呼吸中枢兴奋剂，对原发于中枢抑制所致的呼吸衰竭是适用的，但对一般慢性呼衰病人使用中枢兴奋剂，在增加肺通气的同时也增加呼吸肌氧耗和加重呼吸疲劳，反而得不偿失。

3) 人工辅助通气　维持肺通量同时让呼吸肌休息，有利于呼吸肌功能恢复，是治疗呼吸肌疲劳的主要方法。对于 ARDS 患者，主张早期应用呼气末正压通气。

4) 补充营养　慢性呼吸衰竭患者常有营养不良，故除了让呼吸肌适当休息外，还可通过补充营养改善呼吸肌功能。

3.4.2　氧疗与氧中毒

3.4.2.1　氧疗

呼吸衰竭患者都有低氧血症，氧疗是治疗缺氧的首要措施。通过吸入氧分压较高的空气或纯氧治疗疾病的方法称为氧疗。氧疗对各种类型的缺氧均有一定的疗效，其疗效因缺氧的原因不同而有所不同。呼吸衰竭患者早期主要是呼吸性缺氧，随着病情进展和机体功能代谢的变化，也可能出现循环性、组织性缺氧。对于呼吸性缺氧，氧疗能提高肺泡气氧分压，促进氧在肺内的弥散与交换，提高动脉血氧分压和血氧饱和度，增加动脉血氧含量，疗效甚好。吸入纯氧可使血浆中物理溶解氧量从 0.3 mL/dL 增至 2.0 mL/dL，从而使动脉血氧含量增加 10%左右。由右向左分流所致缺氧以及血液性缺氧、循环性缺氧和组织性缺氧，高压氧疗可使血浆中物理溶解的氧量增加，缓解缺氧。组织性缺氧主要是细胞对氧的利用障碍，细胞供氧基本正常，因此氧疗的效果不及其他类型缺氧。

通常情况下，氧疗采用低浓度、间断给氧模式，以防止氧中毒的发生。一般在保证 PaO_2 提高到 60 mmHg 的前提下，需要尽量降低吸氧浓度。

3.4.2.2　氧中毒

长时间吸入氧分压过高的气体(超过 0.5 个大气压的纯氧)，可引起组织细胞损害甚至器官功能障碍，称为氧中毒。氧中毒的发生取决于吸入气氧分压。吸入 2～3 个大气压以上的氧，可在短时间内引起神经症状，主要表现为面色苍白、出汗、恶心、眩晕、幻视、幻听、抽搐、晕厥等，严重者可昏迷、死亡。慢性氧中毒多发生于吸入一个大气压左右的氧 8 h 以后，表现为胸骨后不适、烧灼或刺激感，胸痛，不能控制的咳嗽，呼吸困难，肺活量减小等。氧中毒的机制与活性氧的生成增加及其毒性作用有关。

习 题 3

A1型题

(　　)1. 呼吸功能不全是指

A. 内呼吸功能障碍
B. 外呼吸功能障碍
C. 内、外呼吸功能障碍
D. CO_2排出功能障碍
E. 组织细胞利用氧障碍

(　　)2. 肺功能不全通常是指

A. 内呼吸功能障碍
B. 肺的外呼吸功能障碍
C. 内、外呼吸功能障碍
D. CO_2排出功能障碍
E. 肺的非呼吸功能严重障碍

(　　)3. 有关呼吸衰竭的概念哪一项不正确

A. 呼吸衰竭是由于外呼吸功能严重障碍导致PaO_2低于正常或伴有$PaCO_2$增加的病理过程。
B. 判断呼吸衰竭的血气标准一般为PaO_2<60 mmHg，伴有或不伴有$PaCO_2$>50 mmHg。
C. 呼吸衰竭可分为低氧血症型(Ⅰ型)和低氧血症伴高碳酸血症型(Ⅱ型)
D. 呼吸衰竭患者(未经治疗时)可以只有$PaCO_2$升高而没有PaO_2降低。
E. 根据病程经过不同可分为急性和慢性呼吸衰竭。

(　　)4. Ⅰ型和Ⅱ型呼吸衰竭最主要的区别在于

A. PaO_2
B. $PaCO_2$
C. pH
D. PAO_2
E. $PACO_2$

(　　)5. 呼衰指数是

A. 动脉血氧分压与吸入气氧浓度之比值
B. 动脉血氧分压与动脉血二氧化碳分压之比值
C. 动脉血氧分压与静脉血氧分压之比值
D. 吸入气氧氧分压与吸入气氧浓度之比值
E. 肺泡氧分压与吸入气氧浓度之比值

(　　)6. 当吸入气氧浓度低于20%时，诊断呼吸衰竭的最佳指标是

A. PaO_2<60 mmHg
B. $PaCO_2$>50 mmHg
C. RFI≤300
D. RFI≥300
E. PaO_2<60 mmHg伴$PaCO_2$>50 mmHg

(　　)7. 过量使用麻醉药时，患者可出现

A. 阻塞性通气不足
B. 限制性通气不足

C. 通气/血流比例失调　　D. 弥散障碍

E. 解剖分流增加

(　　)8. 肺表面活性物质减少时

A. 肺泡表面张力不变而肺顺应性不变

B. 肺泡表面张力降低而肺顺应性不变

C. 肺泡表面张力增加而肺顺应性降低

D. 肺泡表面张力降低而肺顺应性增加

E. 肺泡表面张力增加而肺顺应性增加

(　　)9. 下列哪项是造成限制性通气不足的原因

A. 一侧肺叶切除　　B. 支气管哮喘

C. 气管异物　　D. 肺栓塞

E. 肺表面活性物质减少

(　　)10. 下列疾病患者表现为呼气性呼吸困难的是

A. 白喉　　B. 支气管异物

C. 声带麻痹　　D. 气胸

E. 肺纤维化

(　　)11. 阻塞性通气不足主要是由于

A. 呼吸肌收缩功能障碍　　B. 胸膜纤维化

C. 肺顺应性降低　　D. 肺的非弹性阻力增加

E. 肺表面活性物质减少

(　　)12. 严重胸膜病变的病人容易发生

A. 弥散障碍　　B. 限制性通气不足

C. 阻塞性通气不足　　D. 死腔气量增加

E. 解剖分流增加

(　　)13. 肺泡通气不足时的血气变化为

A. $PaO_2<60$ mmHg　　B. $PaCO_2>50$ mmHg

C. $PaCO_2<50$ mmHg　　D. $PaO_2>60$ mmHg

E. $PaO_2<60$ mmHg，$PaCO_2>50$ mmHg

(　　)14. 下列哪些不是造成弥散障碍的原因

A. 一侧肺叶切除　　B. 肺水肿

C. 气管异物　　D. 肺实变

E. 肺透明膜形成

(　　)15. 一般情况下，弥散障碍主要导致血中

A. PaO_2升高、$PaCO_2$升高　　B. PaO_2降低、$PaCO_2$降低

C. PaO_2降低、$PaCO_2$不升高　　D. PaO_2不变、$PaCO_2$升高

E. PaO_2升高、$PaCO_2$不变

(　　)16. 有关肺泡通气/血流比例失调，下列哪一项不正确

A. 可以是部分肺泡通气不足

B. 可以是部分肺泡血流不足

C. 是肺部病变引起呼吸衰竭的重要机制，此时肺总通气量可不减少

D. 患者 PaO_2 降低而 $PaCO_2$ 升高

E. 可见于气道阻塞，总肺泡通气量降低而肺血流量未减少时

(　　)17. 下列哪一项描述与“功能性分流”不符

A. 又称静脉血掺杂

B. 是部分肺泡通气明显降低而血流未相应减少所致

C. 正常人也有功能性分流

D. 肺血管收缩时引起功能性分流

E. 功能性分流部分的静脉血不能充分动脉化而 PaO_2 降低 $PaCO_2$ 增加

(　　)18. 下列哪一项描述与“死腔样通气”不符

A. 明显增多时可引起呼吸衰竭

B. 是部分肺泡血流不足而通气未相应减少所致

C. 可见于肺内弥散性血管内凝血

D. 正常人肺内没有死腔样通气

E. 由于大量肺泡为死腔样通气，其余肺泡的血流多而通气少，因此 PaO_2 降低

(　　)19. 真性分流是指

A. 部分肺泡通气不足而血流未相应减少

B. 部分肺泡血流不足而通气未相应减少

C. 部分肺泡完全不通气而血流未相应减少

D. 部分肺泡血流不足

E. 部分肺泡通气不足

(　　)20. 真性分流增加可见于

A. 支气管哮喘　　B. 肺不张

C. 支气管异物　　D. 肺栓塞

E. 胸腔积液

(　　)21. ARDS 引起Ⅰ型呼衰的主要机制为

A. 通气/血流比例失调　　B. 气体弥散障碍

C. 肺不张　　D. 严重肺水肿

E. 肺内短路增加

(　　)22. ARDS 患者急性肺损伤的病理生理基础是

A. 白细胞大量激活

B. 肺泡内皮细胞广泛受损

C. 广泛的肺泡-毛细血管膜损伤

D. 肺内巨噬细胞大量激活

E. 急性肺水肿

(　　)23. 慢性阻塞性肺疾病(COPD)是一组以慢性不可逆性或可逆性气道阻塞、呼气阻力增加、肺功能不全为共同特征的疾病总称,不包括

A. 肺炎　　B. 慢性支气管炎

C. 肺气肿　　D. 支气管哮喘

E. 支气管扩张症

(　　)24. 一般情况下,慢性阻塞性肺疾病患者血中

A. PaO_2升高、$PaCO_2$升高　　B. PaO_2降低、$PaCO_2$降低

C. PaO_2降低、$PaCO_2$升高　　D. PaO_2不变、$PaCO_2$升高

E. PaO_2升高、$PaCO_2$不变

(　　)25. 呼吸衰竭引起的酸碱平衡紊乱类型多为

A. 呼吸性酸中毒　　B. 呼吸性碱中毒

C. 代谢性酸中毒　　D. 混合性酸碱平衡紊乱

E. 代谢性碱中毒

(　　)26. 呼吸衰竭引起的缺氧类型属于

A. 低张性缺氧　　B. 组织性缺氧

C. 缺血性缺氧　　D. 血液性缺氧

E. 循环性缺氧

(　　)27. 当PaO_2低于多少时可反射性地引起呼吸加深加快

A. 80 mmHg　　B. 70 mmHg

C. 60 mmHg　　D. 50 mmHg

E. 40 mmHg

(　　)28. 直接对呼吸中枢产生抑制作用的PaO_2临界值是

A. 50 mmHg　　B. 40 mmHg

C. 30 mmHg　　D. 20 mmHg

E. 10 mmHg

(　　)29. 呼衰并发高钾的主要机制是

A. 红细胞破坏增加　　B. 酸中毒胞内钾外移

C. 心肌损害　　D. 醛固酮分泌异常

E. 肾功能障碍

(　　)30. 慢性缺氧时红细胞数和血红蛋白含量增加是因为缺氧刺激

A. 肾脏促红细胞生成素产生增加

B. 心脏促红细胞生成素产生增加

C. 肝脏促红细胞生成素产生增加

D. 骨髓促红细胞生成素产生增加

E. 小肠促红细胞生成素产生增加

(　　)31. 关于发绀的机制，正确的是

A. 缺氧导致外周毛细血管血液中的脱氧血红蛋白浓度达到或超过 2.6 g/dL，皮肤黏膜呈现青紫色

B. 缺氧导致外周毛细血管血液中的脱氧血红蛋白浓度达到或超过 5 g/dL，皮肤黏膜呈现青紫色

C. 缺氧导致外周毛细血管血液中的高铁血红蛋白浓度达到或超过 2.6 g/dL，皮肤黏膜呈现青紫色

D. 缺氧导致外周毛细血管血液中的高铁血红蛋白浓度达到或超过 5 g/dL，皮肤黏膜呈现青紫色

E. 缺氧导致外周毛细血管血液中的氧合血红蛋白浓度达到或超过 2.6 g/dL，皮肤黏膜呈现青紫色

(　　)32. 呼衰并发右心衰竭最主要机制是

A. 肺血管收缩、肺动脉高压　　B. CO_2潴留使外周血管扩张

C. 心肌损害　　D. 低氧循环

E. 高 K^+ 对心肌的影响

(　　)33. 轻、中度缺氧一般不会引起

A. 心率↑　　B. 心肌收缩力↑

C. 血流重新分布　　D. 外周血管收缩

E. 心律失常

(　　)34. 下列哪项不是重度缺氧时心血管功能抑制表现

A. 心律失常　　B. 心肌收缩力↓

C. 血流重新分布　　D. 外周血管扩张

E. 血压↓

(　　)35. 出现 CO_2 麻醉时的 $PaCO_2$ 临界值是

A. 50 mmHg　　B. 60 mmHg

C. 70 mmHg　　D. 80 mmHg

E. 90 mmHg

(　　)36. 呼吸衰竭病人出现一系列精神症状，其 PaO_2 可能

A. 降至 20 mmHg　　B. 降至 30 mmHg

C. 降至 40～50 mmHg　　D. 降至 60 mmHg

E. 降至 70 mmHg

(　　)37. $PaCO_2$ 升高 10 mmHg 可使脑血流量

A. 增加 50%左右　　B. 增加 30%左右

C. 降低 50%左右　　D. 降低 30%左右

E. 没有明显改变

( )38. 肺性脑病的发生主要是因为

A. 酸中毒对脑血管和脑血流量的影响

B. CO_2蓄积、高碳酸血症对脑血管和脑血流量的影响

C. 缺氧对脑血管和脑血流量的影响

D. 脑细胞水肿和脑间质水肿

E. 以上都是

( )39. 呼吸衰竭发生肾功能不全的最主要机制是

A. 缺氧直接损害肾功能　　B. 缺氧引起肾血管收缩

C. 酸中毒 H^+ 的毒性作用　　D. DIC

E. 并非心功能不全

( )40. 呼吸衰竭引起胃黏膜糜烂、坏死甚至溃疡形成的机制是

A. 缺氧、胃黏膜血管收缩　　B. 血液黏度增高

C. 心输出量减少　　D. DIC

E. 肺微血栓形成

( )41. 阻塞性肺气肿患者呼吸衰竭氧疗时应

A. 将病人送入高压氧舱　　B. 先吸 30%左右的氧

C. 吸入纯氧　　D. 吸入 95%氧加 5%二氧化碳

E. 呼气末正压给 60%的氧

( )42. Ⅱ型呼衰患者的吸氧原则是

A. 持续给高浓度氧　　B. 间断性给高浓度氧

C. 持续低浓度低流量给氧　　D. 首选给纯氧

E. 首选高压氧

A2 型题

( )43. 某结核素性胸膜炎患者，病愈后有严重胸膜增厚后遗症，运动后常出现呼吸困难和 PaO_2的降低。造成患者 PaO_2降低的机制最可能是

A. 弥散障碍　　B. 限制性通气不足

C. 阻塞性通气不足　　D. 死腔气量增加

E. 解剖分流增加

( )44. 某患者突发左胸剧痛，经医生检查为左侧气胸，造成同侧肺不张，其血气检测结果最可能为

A. PaO_2正常、$PaCO_2$升高　　B. PaO_2降低、$PaCO_2$升高

C. PaO_2降低、$PaCO_2$正常　　D. PaO_2正常、$PaCO_2$降低

E. PaO_2正常、$PaCO_2$正常

( )45. 为了解患者肺泡换气功能，给患者吸纯氧 15 min，观察发现，吸入纯氧前后患者动脉血氧分压变化不大，该患者最可能出现下列哪种异常

A. 功能性分流 B. 解剖分流增加

C. 弥散障碍 D. $\dot{V}_A/\dot{Q}>0.8$

E. $\dot{V}_A/\dot{Q}<0.8$

( )46. 某患者出现呼吸困难，经查 PaO_2 低于正常、$PaCO_2$ 接近正常(稍偏低)，最可能的原因是

A. 气管异物 B. 喉头水肿

C. 慢阻肺 D. 肺透明膜形成

E. 支气管哮喘

( )47. 某慢性支气管炎患者因感冒诱发呼吸困难，急诊血气分析结果：血 pH 7.02，PaO_2 55 mmHg，$PaCO_2$ 37.5 mmHg，HCO_3^- 15 mmol/L，目前患者合并有何种酸碱平衡紊乱类型

A. 急性呼吸性酸中毒 B. 慢性呼吸性酸中毒

C. 代谢性酸中毒 D. 急性呼吸衰竭、代谢性酸中毒

E. 代谢性碱中毒

( )48. 某支气管哮喘患者，血气检测结果发现血 pH 降低，$PaCO_2$ 增高，AB、SB 值均升高，BE 正值加大，AB>SB。表明该患者合并有

A. 代谢性酸中毒 B. 呼吸性酸中毒

C. 代谢性碱中毒 D. 呼吸性碱中毒

E. 没有酸碱平衡紊乱

( )49. 某慢阻肺患者，血气检测结果发现 PaO_2 50 mmHg，$PaCO_2$ 55 mmHg，AB、SB 均降低，BE 负值加大，AB<SB。患者目前的状况是

A. Ⅰ型呼吸衰竭合并代谢性酸中毒

B. Ⅱ型呼吸衰竭合并代谢性碱中毒

C. Ⅰ型呼吸衰竭合并呼吸性碱中毒

D. Ⅱ型呼吸衰竭合并呼吸性酸中毒

E. Ⅰ型呼吸衰竭合并代谢性碱中毒

( )50. 老王烟龄 30 年，长期咳嗽、咳痰，诊断为慢性支气管炎，最近一段时期经常出现胸闷、心慌，检查发现心功能明显降低，老王可能合并有

A. 肺源性心脏病 B. 肺性脑病

C. 呼吸性酸中毒 D. 肾功能不全

E. 心律不齐

( )51. 小宝 2 岁，不小心将一粒花生米卡在气管里，紧急送医后终于取出，转危为安。送医时发现小宝面色青紫，其机制可能是

A. 外周毛细血管血液中的脱氧血红蛋白浓度达到或超过 5 g/dL

B. 外周毛细血管血液中的脱氧血红蛋白浓度达到或超过 2.6 g/dL

C. 外周毛细血管血液中的高铁血红蛋白浓度达到或超过 5 g/dL
D. 外周毛细血管血液中的高铁血红蛋白浓度达到或超过 2.6 g/dL
E. 外周毛细血管血液中的氧合血红蛋白浓度增高

(　　)52. 张师傅“老慢支”25 年了，今晨突然出现意识障碍，检查发现 $PaCO_2$ 80 mmHg。患者最可能并发
A. 肺源性心脏病　B. 肺性脑病
C. 肝性脑病　D. 肾功能不全
E. 肺动脉高压

(　　)53. 化工厂氯气泄露，王师傅在一线抢险时不甚吸入大量氯气，出现进行性呼吸困难和顽固性低氧血症。患者可能出现了
A. 肺源性心脏病　B. 肺性脑病
C. 急性呼吸窘迫综合征　D. 阻塞性肺疾病
E. 肺动脉高压

(　　)54. 某新生儿早产，出生后不久出现进行性呼吸困难伴缺氧，诊断为新生儿呼吸窘迫综合征，其起病原因最可能是
A. 肺表面活性物质缺乏　B. 气道阻塞
C. 肺纤维化　D. 呼吸中枢发育不全
E. 支气管痉挛

(　　)55. 某Ⅱ型呼吸衰竭患者，血气检测结果为 PaO_2 45 mmHg，$PaCO_2$ 80 mmHg，最佳氧疗方案应是
A. 将病人送入高压氧舱
B. 先吸 95%的氧
C. 低浓度低流量给氧，使 PaO_2 上升到 60 mmHg 以上
D. 低浓度低流量给氧，使 PaO_2 上升到 55 mmHg
E. 呼气末正压氧

B 型题

56～60
A. 阻塞性通气不足　B. 限制性通气不足　C. 通气/血流比例失调
D. 弥散障碍　E. 解剖分流增加

(　　)56. 长期营养不良可引起
(　　)57. 喉头水肿可引起
(　　)58. 支气管哮喘可引起
(　　)59. 支气管扩张可引起
(　　)60. 渗透性肺水肿可引起

61～65

A. PaO_2＜60 mmHg，$PaCO_2$＞50 mmHg

B. PaO_2＞60 mmHg，$PaCO_2$＝40 mmHg

C. PaO_2＜60 mmHg，$PaCO_2$＜50 mmHg

D. PaO_2＜60 mmHg，$PaCO_2$＜40 mmHg

E. PaO_2＜60 mmHg，$PaCO_2$＞80 mmHg

(　　)61. 正常人体

(　　)62. Ⅰ型呼吸衰竭患者

(　　)63. Ⅱ型呼吸衰竭患者

(　　)64. 肺性脑病患者

(　　)65. 呼吸衰竭合并过度通气患者

66～70

A. 呼气性呼吸困难　　B. 吸气性呼吸困难　　C. 等压点上移

D. 气道内压＞胸内压　　E. 气道内压＜胸内压

(　　)66. 胸外中央气道阻塞引起

(　　)67. 胸内中央气道阻塞常引起

(　　)68. 小气道阻塞常引起

(　　)69. 呼气时

(　　)70. 吸气时

71～74

A. 代谢性酸中毒　　B. 代谢性碱中毒　　C. 呼吸性碱中毒　　D. 呼吸性酸中毒

(　　)71. Ⅰ型呼吸衰竭患者 PaO_2降低，有氧代谢减少，无氧糖酵解增强，因此常合并有

(　　)72. Ⅱ型呼吸衰竭患者 $PaCO_2$增高，血中碳酸水平原发性升高，因此常合并有

(　　)73. Ⅰ型呼吸衰竭患者 PaO_2降低，出现过度通气时常合并有

(　　)74. Ⅱ型呼吸衰竭患者采用人工呼吸机过快排出二氧化碳时易合并

75～77

A. 血氯正常　　B. 血氯增高　　C. 血氯降低

(　　)75.呼吸衰竭合并性代谢性酸中毒时，可出现

(　　)76.呼吸衰竭合并呼吸酸中毒时，可出现

(　　)77.呼吸衰竭同时合并有代谢性酸中毒和呼吸性酸中毒时，可出现

简答题

78. 简述呼吸衰竭的发病机制。

79. 试述限制性通气不足致呼吸衰竭的原因和机制。
80. 为什么弥散障碍只有 PaO_2降低而无 $PaCO_2$升高？
81. 试述肺泡通气/血流比例失调引起呼吸衰竭的机制。
82. 什么是功能性分流？
83. 什么是死腔样通气？
84. 什么是真性分流，如何鉴别真性分流与功能性分流，机理何在？
85. 肺泡总通气量不足和部分肺泡通气不足引起的血气变化有何不同，为什么？
86. 简述 ARDS 的发病机制。
87. 什么是发绀？
88. 简述呼吸衰竭和呼衰指数的异同。
89. 什么是限制性通气不足，什么是肺阻塞性通气不足？
90. 什么是肺性脑病？

参考答案

题号	1	2	3	4	5	6	7	8	9	10
知识点编码	3.2.1	3.1.1	3.1.2	3.1.3.1	3.1.4	3.1.4	3.2.1.1	3.2.1.1	3.2.1.1	3.2.1.2
参考答案	B	B	D	B	A	C	B	C	E	B
题号	11	12	13	14	15	16	17	18	19	20
知识点编码	3.2.1.2	3.2.1.1	3.2.1	3.2.2.1	3.2.2.1	3.2.2.2	3.2.2.2	3.2.2.2	3.2.2.3	3.2.2.3
参考答案	D	B	E	C	C	D	D	D	C	B
题号	21	22	23	24	25	26	27	28	29	30
知识点编码	3.2.3.1	3.2.3.1	3.2.3.2	3.2.3.2	3.3.1.1	3.3.2.2	3.3.2.1	3.3.2.2	3.3.1.5	3.3.4
参考答案	A	C	A	C	D	A	C	C	B	A
题号	31	32	33	34	35	36	37	38	39	40
知识点编码	3.3.4	3.3.3.2	3.3.3.2	3.3.3.2	3.3.5	3.3.5	3.3.5	3.3.5	3.3.6	3.3.7
参考答案	B	A	E	C	D	C	A	E	B	A
题号	41	42	43	44	45	46	47	48	49	50
知识点编码	3.4.1	3.4.1	3.2.1.1	3.2.1	3.2.2.2 3.2.2.3	3.2.2.1	3.3.1.1	3.3.1.2	3.3.1.3	3.3.3.2
参考答案	B	C	B	C	B	D	D	B	C	A
题号	51	52	53	54	55	56	57	58	59	60
知识点编码	3.3.4	3.3.5	3.2.3.1	3.2.1.1	3.4.1	3.2.1.1	3.2.1.2	3.2.2.2	3.2.2.3	3.2.2.1
参考答案	A	B	C	A	D	B	A	C	E	D

题号	61	62	63	64	65	66	67	68	69	70
知识点编码	3.1.2 3.1.3.1	3.1.2 3.1.3.1	3.1.2 3.1.3.1	3.1.2 3.3.5	3.1.2 3.3.3.1	3.2.1.2	3.2.1.2	3.2.1.2	3.2.1.2	3.2.1.2
参考答案	B	C	A	E	D	B	A	C	E	D
题号	71	72	73	74	75	76	77	78	79	80
知识点编码	3.3.1.1	3.3.1.2	3.3.3.3	3.3.3.4	3.3.1.5	3.3.1.5	3.3.1.5	3.2	3.2.1.1	3.2.2.1
参考答案	A	D	C	B	B	A	C	详见正文知识点		
题号	81	82	83	84	85	86	87	88	89	90
知识点编码	3.2.2.2	3.2.2.2	3.2.2.2	3.2.2.2 3.2.2.3	3.2.2.2	3.2.3.1	3.3.4	3.1.2 3.1.4	3.2.1	3.3.2.2
参考答案	详见正文知识点									

4 呼吸系统疾病的病理学变化

4.1 呼吸道和肺炎症性疾病

【知识要点】

1. 肺炎的分类
2. 大叶性肺炎、小叶性肺炎的病因、诱因、病理变化及临床病理联系
3. 病毒性肺炎、支原体肺炎的主要病理变化、临床特点
4. 严重急性呼吸综合征的概念、病理变化特点

【正文】

4.1.1 急性气管支气管、细支气管炎

4.1.1.1 急性气管支气管炎

1. 病因和发病机制

主要在上呼吸道病毒感染(如流感病毒、副流感病毒、呼吸道合胞病毒、腺病毒等)的基础上,继发细菌感染(如肺炎球菌、流感嗜血杆菌、金黄色葡萄球菌等)发病。

2. 病理变化

1) 肉眼　气管、支气管黏膜红肿,表面黏附白色或淡黄色黏性分泌物,重症出现黏膜坏死和溃疡形成。

2) 镜下　黏膜及黏膜下充血水肿,淋巴细胞、中心粒细胞浸润,黏液腺体肥大,可见黄色黏性分泌物或脓性分泌物,重者黏膜糜烂、坏死,继而形成溃疡。

4.1.1.2 急性细支气管炎

管径小于 2 mm 的细支气管的急性炎症,常见于婴幼儿。

1. 病因和发病机制

病毒感染(如呼吸道合胞病毒、腺病毒、副流感病毒)引起,多在冬季发病。婴幼儿小

气道狭窄，气流速度慢，免疫功能发育不完善，黏膜表面 IgA 水平低下，故易发生病毒感染。

2. 病理变化

黏膜充血肿胀，单层纤毛柱状上皮细胞坏死脱落，无纤毛柱状上皮或扁平上皮增生；杯状细胞增多，黏液分泌增加；管壁内淋巴细胞和单核细胞浸润，管腔内充满渗出物；病变易扩展累及肺泡、周围肺间质。

4.1.2 肺炎

肺组织的急性渗出性炎症，常见分类如下。

1. 病因学分类

分为细菌性、病毒性、支原体性、真菌性、寄生虫性、理化因子所致肺炎。

2. 解剖学分类

1）根据病变累及范围分类　大叶性肺炎、小叶性肺炎、节段性肺炎。

2）根据发生部位分类　肺泡性肺炎、间质性肺炎。

3. 炎症性质分类

分为化脓性、纤维素性、出血性、干酪性、肉芽肿性肺炎。

其中以细菌性肺炎为最常见，约占所有肺炎的 80%。

4.1.2.1 细菌性肺炎

1. 大叶性肺炎

1）病原菌

肺炎双球菌占 90%～95%，溶血性链球菌，肺炎杆菌，金黄色葡萄球菌，流感杆菌等。

2）诱因

呼吸道防御功能下降，抵抗力降低，如感冒、受寒，醉酒、疲劳、麻醉等。

3）发病机制

肺炎双球菌(存在于咽喉部)→吸入肺泡内迅速生长繁殖→肺组织变态反应→肺泡壁毛细血管通透性增加→纤维蛋白渗出。

4）病变进展分期

(1) 充血水肿期　疾病开始 1～2 d 的变化。

① 大体：肺泡壁毛细血管显著扩张，肺泡内大量浆液渗出，肺叶肿胀，重量增加，暗红色，切面可挤出大量泡沫血性液体。浆液是细菌的良好培养基。细菌因此迅速繁殖，并因重力作用、呼吸运动、咳嗽等使带菌液体由肺泡间孔和细支气管侵入邻近的肺泡，病变迅速扩大，波及肺段、肺叶。

② 镜下：肺泡间隔内毛细血管扩张充血，肺泡腔内有大量浆液性渗出液，混有少量红细胞、中性粒细胞和巨噬细胞。

③ 临床病理联系：寒战、高热、外周血白细胞计数增高等临床表现的关联因素为毒

血症。

(2) 红色肝样变期(实变早期) 自发病第2 d即进入此期,持续至第3～4 d。

① 大体:肺叶肿胀,色暗红,重量增加,质地变实如肝,切面呈粗糙颗粒状。

② 镜下:肺泡腔内充满红细胞和大量纤维素,连接成网,质地变实如肝。肺泡渗出液仍能检出多量肺炎双球菌。

③ 临床病理联系:铁锈色痰的关联因素为肺泡腔内红细胞被巨噬细胞吞噬、崩解后,形成含铁血黄素使痰液呈铁锈色;胸痛(随咳嗽加重)的关联因素为病变波及胸膜,引起纤维素性胸膜炎;X线表现为大片致密阴影的关联因素为病变累及整个大叶且质地变实。

(3) 灰色肝样变期(实变晚期) 通常起病后第5 d可达此期。

① 大体:肺叶肿大,转为灰白色(充血消退),切面干燥、颗粒状、质实如肝。

② 镜下:肺泡腔内纤维素渗出继续增多,纤维素穿过肺泡间孔连接成网;纤维素网中大量中性粒细胞;肺泡毛细血管网被压迫,肺泡腔内很少见到红细胞。

③ 临床病理联系:肺泡仍不能充气,但铁锈色痰渐转为黏液脓性痰,中性粒细胞吞噬杀灭病菌,机体也已产生特异性抗体,肺炎双球菌不易检出。

(4) 溶解消散期 发病1周左右进入此期,历时1～3周。

① 大体:肺组织带灰黄色。切面颗粒状外观消失,加压可挤出脓样混浊液体。

② 镜下:肺泡腔中中性粒细胞变性坏死,释放出蛋白溶解酶,纤维溶解;溶解渗出物部分被咳出,部分被吞噬、消除,部分经淋巴管吸收。

③ 临床病理联系:肺内炎症病灶溶解消散后,肺组织结构功能恢复,胸膜渗出物吸收或机化。患者体温下降,临床症状、体征减轻消失,胸部X线检查恢复正常。

5) 病变进展特点

(1) 病变所处分期不一,炎症由肺组织开始向周围蔓延扩大累及一个肺段或肺叶,当病变初始部位处于灰色肝样变期或溶解消散期,周围还处于红色肝样变期或充血水肿期。

(2) 肺组织结构和功能恢复完全,肺泡壁通常未遭受破坏。

(3) 肝样变期胸膜几乎常常受累,表现为纤维素性胸膜炎。

(4) 病变具有自限性,未经特殊治疗,病人也能在发病后第10 d左右体温骤退,症状好转,趋于痊愈,大量应用抗生素可缩短病程。在充血水肿期及时治疗,可提早恢复。

6) 并发症

肺肉质变(亦称机化性肺炎)是由于肺内炎性病灶中中性粒细胞的渗出过少,释放的蛋白酶量不足以溶解渗出物中的纤维素,大量未能被溶解吸收的纤维素被肉芽组织取代而机化所引发的并发症。由于抗生素的应用,目前肺肉质变、胸膜肥厚和粘连、肺脓肿、脓胸、败血症、脓毒血症等并发症已少见。感染性休克(又称中毒性或休克性肺炎)为严重并发症,常发生于重症肺炎。

2. 小叶性肺炎

小叶性肺炎是以细支气管为中心,以肺小叶为病变单位的肺的急性化脓性炎症,病变范围包括细支气管所属的肺泡管、肺泡及细支气管周围组织。多发生于小儿、老人及体质虚弱或久病卧床的人。临床上以发热、咳嗽、咳痰(黏液脓性痰)为常见症状。

1) 病因和发病机制

(1) 病原菌　多数致病菌是呼吸道的常驻菌,常见的有葡萄球菌、肺炎球菌、流感杆菌等,真菌亦能引起,常为多种病菌的混合感染。

(2) 机制　细菌侵入呼吸道→急性支气管炎→纵深发展→细支气管→累及小叶周围组织。

(3) 诱因　机体本身患有疾病如传染病(麻疹、百日咳、白喉、流感等)、慢性心衰、长期卧床及营养不良、恶变质、昏迷、麻醉、手术等情况,抵抗力低下,呼吸道防御机能受损,细菌易入侵发病。

2) 病理变化

(1) 特点　以细支气管为中心的化脓性炎症。

(2) 大体　肺内多数散在实变形状不规则、大小不一病灶,直径多在 0.5～1 cm(相当于肺小叶范围),病灶可相互融合。

(3) 镜下

① 细支气管及周围组织急性炎症(充血、水肿,中性粒细胞增多)。

② 细支气管所属肺泡管、肺泡内大量中性粒细胞渗出,包括浆液渗出(纤维素渗出少)。

③ 中性粒细胞渗出增加,组织破坏→形成脓肿。

④ 实变病灶周围代偿性肺气肿。

3) 并发症

多见呼吸功能不全、心力衰竭、脓毒血症、肺脓肿及脓胸等。

4) 临床病理联系

发热,白细胞数增高的关联因素为毒血症;咳嗽、黏液脓性痰的关联因素为炎症刺激,黏液腺分泌增多,脓性渗出物增多,呼吸困难的关联因素为多灶性实变,通气障碍,换气不足;实变体征不明显的关联因素为病灶呈散在分布,而不是集中分布。

4.1.2.2　病毒性肺炎

1. 病原体

流感病毒、呼吸道合胞病毒、腺病毒、副流感病毒、麻疹病毒等。

2. 临床表现

症状差别大,常见症状为发热、频繁咳嗽、气促、发绀等,严重者出现呼吸衰竭。

3. 病理变化

主要为肺间质的炎症。

(1) 炎症从支气管,细支气管开始沿肺间质发展

气管及细支气管管壁及管周充血水肿;小叶间隔间质肺泡壁增宽,淋巴细胞、单核细胞浸润;肺泡腔内一般不含炎性渗出物或仅含少量浆液;肉眼表现仅见肺组织充血水肿。

(2) 较重型

炎症由间质波及肺泡腔,肺泡腔内出现炎性渗出物、巨噬细胞、多少不等的浆液、纤维素以及红细胞。出现多核巨细胞、透明膜、病毒性包涵体。

① 多核巨细胞:发生病毒性肺炎时,细支气管上皮和肺泡上皮增生、肥大,形成多核巨细胞。例如麻疹病毒肺炎时出现较多的多核巨细胞。

② 透明膜:某些病毒性肺炎渗出明显,渗出的浆液浓缩及受空气挤压在肺泡腔内面,形成红染的透明膜。

③ 病毒包涵体:是病毒性肺炎的重要特征,常位于增生的上皮细胞和多核巨细胞内,为圆形、椭圆形或菊形团块,周围有一明显空晕,约红细胞大小。病毒包涵体的本质为聚集的病毒颗粒。其在细胞内出现的位置常因感染病毒的种类不同而异,可见于细胞核内(如腺病毒、单纯疱疹病毒和巨细胞病毒感染时)或细胞质中(如吸呼道合胞病毒感染时)或两者均有(如麻疹病毒感染时)。检见病毒包涵体是病理组织学诊断病毒性肺炎的重要依据。

(3) 严重型

除上述变化外可出现坏死性支气管炎和坏死性支气管肺炎的改变,主要见于腺病毒合并麻疹病毒感染。镜下见病灶内支气管上皮广泛坏死脱落,充塞管腔,周围肺泡由渗出物连通,肺泡壁也陷于坏死。

4. 预后

预后良好,少数继发感染并发小叶性肺炎。

4.1.2.3 严重急性呼吸综合征

严重急性呼吸综合征简称 SARS(severe acute respiratory syndrome),是一种由新型冠状病毒引起的以呼吸道传播为主的急性传染病,2003 年由世界卫生组织命名,国内又称传染性非典型肺炎(非典)。

1. 病因

SARS 冠状病毒感染,以空气飞沫传播为主,直接接触患者粪便、尿液和血液等也会受到感染。

2. 临床表现

肺泡与肺间质的急性炎症性损伤为主,可合并心、脑、肾等脏器损害。

典型症状可见体温高于 38℃的发烧、干咳、少痰,伴有头痛、关节酸痛、肌肉酸痛、乏力、腹泻等,严重者出现呼吸加速、气促、明显呼吸窘迫。X 线示肺部有不同程度的斑块状浸润性阴影。

3. 病理变化

包括肺部变化、免疫器官损伤、全身性血管炎及中毒性改变。

1) 肺部改变

(1) 肉眼　肺组织明显肿胀,广泛实变,表面暗红,切面有暗红色液体流出,可见灶状出血和出血性梗死。

(2) 镜下　以弥漫性肺泡损伤为主。

① 肺泡腔内充满大量脱落和增生的肺泡上皮细胞、渗出的单核细胞、淋巴细胞、浆细胞及水肿液,部分脱落的肺泡上皮细胞相互融合呈合体状单核或多核巨细胞。

② 肺泡腔内广泛透明膜形成,部分肺泡上皮细胞浆内可见典型病毒包涵体。

③ 肺泡腔内出血和肺水肿,小血管内可见血栓,微血管内可见透明血栓。

④ 病程长者,肺泡腔内可见机化和纤维化。

2) 免疫器官损伤性变化

(1) 脾缩小、质软。白髓和边缘窦淋巴组织大片坏死,脾小体高度萎缩,淋巴细胞稀少。

(2) 淋巴结内血管高度扩张充血,淋巴滤泡萎缩或消失,淋巴细胞数量明显减少,常见淋巴组织呈灶状坏死。

3) 全身性血管炎及中毒性改变

肺、心、肝、肾、脑、肾上腺等实质性器官均可见小血管炎症性改变及不同程度的组织细胞变性、坏死。

4. 预后

若能及时发现并进行有效治疗,大多可治愈,严重病例因呼吸衰竭而死亡。并发症及后遗症有待进一步观察和确定。

4.1.2.4　支原体肺炎

支原体肺炎是由肺炎支原体感染引起的一种间质性非化脓性肺炎。

1. 病因

支原体是一种最小的能独立生存的病原微生物,介于病毒与细菌之间。肺炎支原体主要经飞沫传播,多为散发性,偶为流行。

2. 临床特点

儿童及青少年多见。发热、头痛、咽喉痛及顽固、剧烈而又少痰的干咳。痰液、鼻分泌物及咽拭子培养出肺炎支原体可确诊。

3. 病理变化

(1) 部位　肺间质及整个呼吸道黏膜。

(2) 分布　病灶常累及一叶肺组织,尤以下叶多见(病灶无明显实变)。

(3) 镜下

① 肺泡间隔增宽、充血,小、细支气管壁及周围组织充血、水肿。

② 间质内单核细胞及淋巴细胞浸润。

4. 预后　良好。

4.2 慢性阻塞性肺疾病

【知识要点】

1. 慢性阻塞性肺疾病、慢性支气管炎、肺气肿的概念
2. 慢性支气管炎、肺气肿的病因、病理变化、并发症及临床病理联系
3. 支气管哮喘、支气管扩张症的病因及主要病理变化

【正文】

慢性阻塞性肺疾病(chronic obstructive pulmonary disease, COPD)是一组慢性气道阻塞性疾病的统称,共同特点为肺实质和小气道受损,导致慢性气道阻塞,呼吸阻力增加和肺功能不全。主要包括慢性支气管炎、支气管哮喘、支气管扩张症和肺气肿等疾病。

4.2.1 慢性支气管炎

慢性支气管炎是发生于支气管黏膜及其周围组织的慢性非特异性炎症性疾病。主要临床特征为反复发作的咳嗽,咳痰或伴有喘息症状,且症状每年至少持续 3 个月,连续 2 年以上。

1. 病因和发病机制

(1) 外因 ①呼吸道病毒和细菌感染对发病起重要作用;②吸烟对发病起重要作用,患病率与吸烟量成正比;③空气污染与过敏因素与发病关系明显。

(2) 内因 机体抵抗力降低、呼吸道局部防御功能受损、内分泌失调。

2. 病理变化

病变由较大的支气管逐渐向较小的支气管和细支气管发展。

(1) 大体 大、中支气管黏膜面覆有灰白色或灰黄色稠厚的黏液脓性渗出物;增生的黏液腺向表面隆起,腺管开口明显,可见支气管周围纤维化。

(2) 镜下

① 支气管上皮细胞纤毛粘连、倒伏、脱失;上皮细胞变性、坏死,部分细胞失去分化形成纤毛的能力,再生的上皮杯状细胞增多,鳞状上皮化生,严重影响纤毛排送系统。

② 管壁腺体增生、肥大、黏液化和退变,支气管黏膜上皮杯状细胞增多及黏液腺泡增生肥大,浆液腺泡黏液化,此为咳嗽、咳痰的病变基础。

③ 管壁充血水肿,淋巴细胞浆细胞浸润,管壁肌层断裂、软骨片破坏。

3. 发生发展及并发症

慢支反复发作，病变向支气管树的深部发展，可引起细支气管炎和肺泡炎（即小气道炎症），是引起慢性阻塞性肺气肿的重要病变基础。

严重的慢性阻塞性支气管炎可诱发肺气肿，并进一步加重为肺源性心脏病。

4. 临床病理联系

(1) 炎症刺激、黏膜分泌黏液↑→咳嗽、咳痰（白色黏液泡沫状）。

(2) 支气管痉挛、狭窄或黏液阻塞管腔→喘息（双肺可闻及哮鸣音，干、湿啰音）。

(3) 小气道狭窄、阻塞→通气障碍→呼气阻力增加→肺过度充气→肺残气量增加→肺气肿。

4.2.2 支气管哮喘

支气管哮喘简称哮喘，是由呼吸道过敏引起的以支气管可逆性，发作性痉挛为特征的慢性阻塞性炎性疾病。临床表现为反复发作性的带有哮鸣音的呼气性呼吸困难、胸闷、咳嗽。

1. 病因及发病机制

1) 病因　复杂，多与基因遗传有关，与环境因素相互作用。激发因素包括各种过敏源（如尘螨、花粉、真菌、二氧化硫、动物毛屑、食物、药物）以及气候变化、妊娠等，而呼吸道感染、精神因素可诱发发作。

2) 机制　分速发性反应（接触过敏原后 15 min 左右哮喘发作）和迟发性反应（接触过敏原后 4～24 h 发病）。淋巴细胞、嗜酸性粒细胞、单核细胞、肥大细胞等多种细胞释放多种介质和细胞因子与发病相关；机体的特异性、气道壁的炎症和气道的高反应性导致气道对过敏原敏感性增高也是重要环节。

2. 病理变化

1) 大体　肺组织膨胀、柔软、疏松、有弹性，支气管及细支气管腔内有黏稠的痰液及黏液栓，可见灶状肺不张。

2) 镜下　主要为气道炎症和气道重塑。

(1) 气道炎症

① 管壁增厚水肿，以嗜酸性粒细胞浸润为主，伴有肥大细胞、中性粒细胞、淋巴细胞浸润。

② 局部黏膜上皮损伤、脱落，鳞化；杯状细胞增多、黏液腺及平滑肌增生肥大，基底膜增厚并发生玻璃样变。

③ 支气管内见黏液栓，黏液栓中可见尖棱状夏科-雷登结晶。

(2) 气道重塑

① 气道平滑肌增生、肥大。

② 基底膜增厚和玻璃样变——致气道增厚及狭窄，是反复性上皮损伤和炎症反应的结果。

3. 临床病理联系

1）发作时细支气管痉挛和黏液栓阻塞→呼气性呼吸困难并伴有哮鸣音，症状可自行缓解或经治疗后缓解。

2）反复发作的长期的哮喘发作，可致胸廓变形及弥漫性肺气肿，有时可合并自发性气胸。

4.2.3 支气管扩张症

以肺内小支气管管腔持久性扩张伴管壁纤维性增厚为特征的慢性呼吸道疾病。临床表现为慢性咳嗽，大量脓痰和反复咯血等症状。

1. 病因和发病机制

1）反复支气管及肺组织感染（如百日咳及麻疹后支气管肺炎、慢性支气管炎、肺结核等）导致支气管壁的炎性损伤、管壁平滑肌和弹力纤维及软骨等支撑结构遭破坏为发病的重要因素。

2）少数为先天性及遗传性支气管发育不全或异常。

2. 病理变化

1）大体

① 切面上扩张的支气管呈圆柱状或囊状扩张。

② 扩张的支气管可延伸至胸膜。扩张的支气管腔内常有黄绿色脓性渗出物或血性渗出物。

2）镜下

① 支气管扩张，上皮脱落和深浅不等的溃疡形成。

② 残存上皮：纤毛柱状上皮减少或消失，杯状细胞增生，鳞状上皮化生。

③ 平滑肌、弹力纤维、软骨破坏或消失。

④ 肉芽组织形成→纤维瘢痕化。

3. 临床病理联系

1）支气管慢性炎症、脓性渗出物刺激→咳嗽、大量脓痰。

2）管壁血管破坏→咯血→阻塞气道→危及生命。

3）支气管引流不畅→胸闷、憋气，炎症累及胸膜→胸痛。

4）晚期可合并肺动脉高压和慢性肺源性心脏病。

4.2.4 肺气肿

肺气肿是末梢肺组织（呼吸细支气管、肺泡管、肺泡囊和肺泡）因弹性减弱而过度充气伴肺泡间隔破坏，导致肺体积膨大，通气功能降低的一种疾病状态，是支气管和肺部疾病最常见的并发症。

1. 病因和发病机制

常继发于其他非阻塞性疾病，尤以慢性支气管炎最为常见，参见图 4.1。

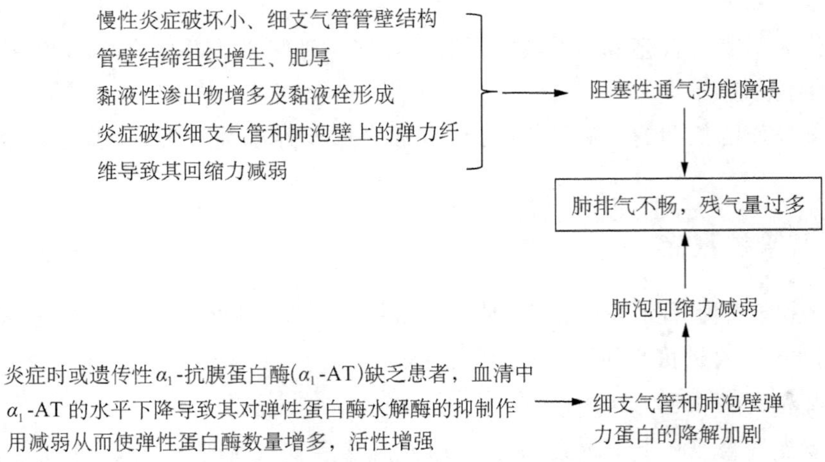

图 4.1　肺气肿的病因和发病机制

2. 类型

1）肺泡性肺气肿　①腺泡中央型肺气肿（小叶中央型）；②腺泡周围型肺气肿（小叶周围型）；③全腺泡型肺气肿（全小叶型）。

2）间质性肺气肿。

3）其他类型肺气肿。

3. 病理变化

1）大体

① 肺容积增大：显著膨大，边缘钝圆。

② 肺弹性降低：组织柔软，指压可以遗留压迹。

③ 肺切面：疏松呈蜂窝状，囊腔内残留小血管呈“悬梁”。

④ 肺色泽：缺血呈灰色。

2）镜下

① 肺泡膨胀，间隔变窄、断裂，相邻肺泡融合成较大的含气囊腔。

② 肺泡间隔内毛细血管床数量减少。

③ 小支气管和细支气管的慢性炎症（原发背景病变）。

④ 肺小动脉变化，表现为内膜纤维增生增厚。

4. 临床病理联系

进展缓慢，主要临床表现及病理联系如下：

1）慢性支气管炎症→咳嗽，咳痰等原发病症状。

2）阻塞性肺通气障碍→呼气性呼吸困难，气促，胸闷，发绀。

3）长期过度吸气状态→特有体征：桶状胸（肋骨上抬，肋间隙增宽，胸廓前后径加大）。

4）肺容积增大，含气量增多→X线检查示肺野扩大，横膈下降，透明度增加。

5）肺泡间隔毛细血管因受压而减少→肺循环阻力增加，肺动脉压升高→慢性肺源性心脏病。

4.3 肺尘埃沉着病

【知识要点】

1. 硅肺的病因、病理变化特点及并发症
2. 石棉肺的病因、病理变化特点及并发症

【正文】

肺尘埃沉着病简称尘肺，是有害粉尘在肺内沉着，引起粉尘结节和肺纤维化为主要病变的常见职业病。

有害粉尘的分类：①无机粉尘：硅、石棉、煤尘等；②有机粉尘：植物粉尘、霉菌、动物性蛋白质等（如农民肺）。

4.3.1 肺硅沉着病

肺硅沉着病简称硅肺，长期吸入含二氧化硅（SiO_2）的粉尘在肺内沉着而引起的一种常见职业病。病程进展缓慢，患者多在接触硅尘 10～15 年后才发病，即使脱离硅尘作业后，肺部病变仍可继续发展。易并发肺源性心脏病及肺结核，晚期重症病例呼吸功能严重受损。

1. *病因和发病机制*

吸入 SiO_2 的粉尘是发病病因。直径$>5\ \mu m$ 的硅尘颗粒，易被气道的黏液-纤毛排送系统清除；而直径$<5\ \mu m$ 的硅尘颗粒，易被吸入直达肺泡并被巨噬细胞吞噬形成结节而发病。硅尘颗粒越小，致病力越强。吸入硅尘的数量超过肺的清除能力或肺的清除力下降（如吸烟、慢支）均可导致硅尘在肺内沉积发病。

2. *病理变化*

基本病理变化　包括硅结节和弥漫性肺纤维化。

1）硅结节

① 大体：硅结节境界清楚，直径 2～5 mm，呈圆形或椭圆形，灰白色，质硬，触之有沙粒感。

② 镜下：硅结节由吞噬了硅尘的巨噬细胞构成（肉芽肿）。从细胞性硅结节发展为纤维性硅结节再到玻璃样结节。结节中央常可见管壁增厚、管腔狭窄的小血管。

2）弥漫性肺间质纤维化　血管、支气管周围及肺泡间隔的纤维组织增生，形成致密的玻璃样变的胶原纤维，胸膜也因弥漫性纤维组织增生而增厚。

3. 硅肺的分期和病变特点

见表4.1。

表4.1　硅肺的分期和病变特点

	Ⅰ期	Ⅱ期	Ⅲ期
硅结节	局限于肺的淋巴系统	散布于全肺，但总病变范围小于全肺的1/3	密集且融合成团块
肺纤维化	不明显	较明显	非常明显
肺体积、重量、硬度	无明显改变	有所增加	明显增加，肺标本竖立不倒，入水下沉
胸膜	无增厚	有增厚	明显增厚

4. 并发症

1）肺结核病，易发生，常称为硅肺结核病。

2）慢性肺源性心脏病。

3）肺部感染和阻塞性肺气肿。

4）自发性气胸。

4.3.2　肺石棉沉着病

肺石棉沉着病简称石棉肺，是长期吸入石棉粉尘导致的以肺组织和胸膜纤维化为主要病变的职业病。患者在不知不觉中发病，逐渐出现咳嗽、咳痰、气急和胸痛等症状，晚期出现肺功能障碍和慢性肺源性心脏病。

1. 病因和发病机制

石棉纤维有螺旋形和直形两种。硬而易碎的直形纤维在呼吸道穿透力强，致病性更强。吸入的石棉纤维停留在呼吸细支气管，部分抵达肺泡，穿过肺泡壁进入肺间质被巨噬细胞吞噬，并释放致炎因子和纤维化因子，引起广泛的肺间质及胸膜的炎症和纤维化。

2. 病理变化

肺间质弥漫性纤维化，石棉小体形成＋脏层胸膜肥厚，壁层胸膜形成胸膜斑。

1）大体

① 肺体积缩小，质地变硬，切面呈蜂窝状改变；

② 胸膜明显增厚、纤维性粘连；

③ 壁层胸膜上可见局限性纤维瘢痕斑块，境界清楚，凸出于胸膜，质地坚硬，呈灰白

色兰透明的胸膜斑。

2）镜下

① 全肺组织弥漫性纤维化：细支气管周围、肺泡间隔、小叶间隔内纤维组织增生肺泡破坏，由纤维组织取代细支气管和小血管被包裹于纤维组织中。

② 石棉小体：系由铁蛋白包裹的石棉纤维，增生的纤维组织中大量存在，黄褐色，大小不等，分节状，呈棒状或蝌蚪形，其旁可见异物巨细胞。

石棉小体的检出是本病的重要病理诊断依据。

3. 并发症

1）恶性肿瘤　石棉具有致癌性。患者易并发恶性间皮瘤及肺癌，也可并发胃癌、喉癌。

2）肺结核及肺源性心脏病　合并肺结核的概率远低于硅肺，晚期常并发肺源性心脏病。

4.4 慢性肺源性心脏病

【知识要点】

1. 慢性肺源性心脏病的概念、病因发病机制
2. 病理变化及临床病理联系

【正文】

慢性肺源性心脏病，简称肺心病，是指主要由肺部、胸廓或肺血管慢性病变引起的肺循环阻力增加，肺动脉高压，继而引起右心室肥厚、扩大或引发右心衰竭。

1. 病因和发病机制

1）病因

① 支气管、肺疾病：慢性阻塞性肺疾病是肺心病的最常见病因，其中又以慢性支气管炎并发阻塞性肺气肿最常见。

② 胸廓运动障碍性疾病：较少见。

③ 肺血管疾病：最少。

2）发病机制

① 肺毛细血管床减少，小血管纤维化、闭塞，使肺循环阻力增加。

② 阻塞性通气功能障碍导致缺氧及二氧化碳潴留。缺氧引起肺小动脉痉挛，还引起肺血管改建，更增大了肺循环阻力。

③ 肺循环阻力增大使肺动脉压升高，最终导致右心肥大、扩张。参见图 4.2。

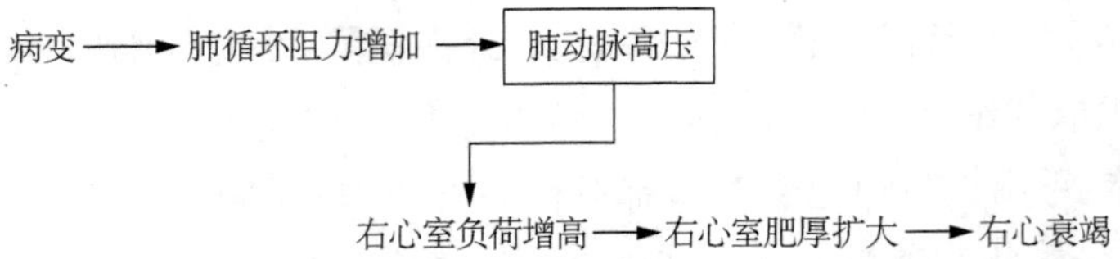

图 4.2　慢性肺源性心脏病的发病机制

2. 病理变化

1）肺部病变

① 原发疾病的背景病变：慢支、肺气肿，弥漫性肺纤维化，肺瘢痕灶。

② 肺小动脉的改变：肌型小动脉中膜平滑肌肥厚，无肌型细动脉肌化、肺小动脉炎及小动脉血栓形成与机化，肺泡毛细血管床减少或闭塞。

2）心脏改变

① 大体：右心室病变为主，右心室壁肥厚、心室腔扩张，心尖钝圆。肺动脉圆锥处心肌壁增厚。通常以肺动脉瓣下 2 cm 处心室壁超过 5 mm 作为病理诊断肺心病的标准（正常 3～4 mm）。

② 镜下：心肌细胞肥大、核大而深染；部分心肌纤维因缺氧而萎缩、肌浆溶解、横纹消失；心肌间质水肿、纤维组织增生。

3. 临床病理联系

1）原有肺疾病的症状和体征。

2）呼吸功能不全——呼吸困难，气急、发绀。

3）右心衰竭——心悸，心率增快，全身淤血，肝肿大，下肢水肿。

4）上呼吸道感染和缺氧——诱发右心衰竭。

5）肺性脑病（呼吸衰竭引起的严重并发症）——头痛、烦躁、抽搐、嗜睡甚至昏迷。

4.5　呼吸窘迫综合征

【知识要点】

1. 成人呼吸窘迫综合征的概念、病因、病理变化特点及临床病理联系

2. 新生儿呼吸窘迫综合征的病因、病理变化特点及临床病理联系

【正文】

4.5.1　成人呼吸窘迫综合征

成人呼吸窘迫综合征是指全身遭受严重创伤、感染及肺内严重疾患导致以肺毛细血管弥散弥漫性损伤、通透性增强为基础，以肺水肿、透明膜形成和肺不张为主要病理变化，以进行性呼吸窘迫和难治性低氧血症为临床特征的急性呼吸衰竭综合征。也称休克肺或创伤后湿肺。本病起病急、发展迅猛，预后差、病死率高。

1. 病因和发病机制

1）病因

① 直接损伤肺的因素：吸入烟雾、毒气、胃内容物及溺水；细菌，病毒及真菌等所致严重肺部感染；脂肪、羊水及血栓等引起肺栓塞；肺挫伤、放射线损伤与氧中毒等。

② 全身性病理过程引起肺损伤的因素：严重创伤、烧伤、休克、败血症、弥散性血管内凝血、急性胰腺炎、药物中毒等。

③ 某些治疗措施：血液透析、体外循环等。

2）机制

肺毛细血管损伤和肺泡上皮细胞损伤是发病的关键机制。参见图 4.3。

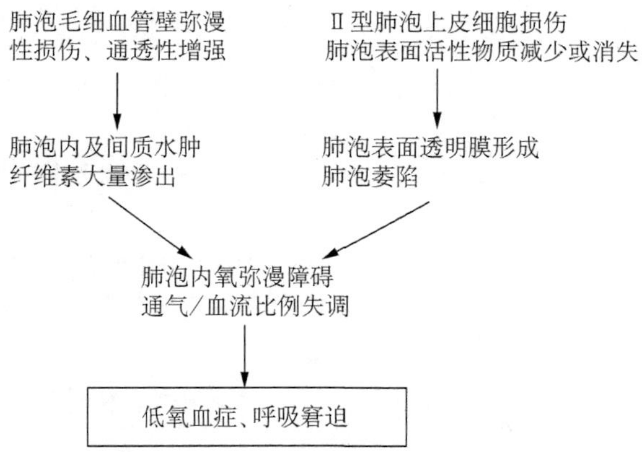

图 4.3　成人呼吸窘迫综合征的发病机制

2. 病理变化

1）大体　双肺肿胀，暗红湿润，重量增加，弹性减弱，散在出血点或出血斑，切面膨隆，含血量多，有实变区或萎缩灶。

2）镜下

① 肺间质毛细血管扩张，充血，肺泡上皮弥漫性损伤。

② 肺泡腔和肺间质弥漫性水肿。

③ 呼吸性细支气管、肺泡管及肺泡内表面透明膜形成（由渗出的血浆蛋白纤维素及

崩解的肺泡上皮细胞碎屑构成的薄层红染膜状物)。

④ 肺内灶状出血,坏死及肺萎陷。

⑤ 微血管内透明血栓和白细胞栓塞。

⑥ 肺弥漫性纤维化。

3. 临床病理联系

肺泡腔和肺间质弥漫性水肿、肺内透明膜形成、肺不张→肺泡内氧弥漫障碍、通气/血流比例失调→进行性呼吸窘迫和顽固难治性低氧血症→严重呼吸功能衰竭。

4.5.2 新生儿呼吸窘迫综合征

新生儿呼吸窘迫综合征(neonatal respiratory distress syndrome, NRDS)是指新生儿已出现短暂的自然呼吸后,发生进行性呼吸困难,发绀等急性呼吸窘迫症状和呼吸衰竭综合征。多见于早产儿、体重过低儿、过期产儿、多胎妊娠、羊水吸入等,其发生有家族性倾向,发病及病死率高。

1. 病因与发病机制

NRDS 的病因与发病机制参见图 4-4。

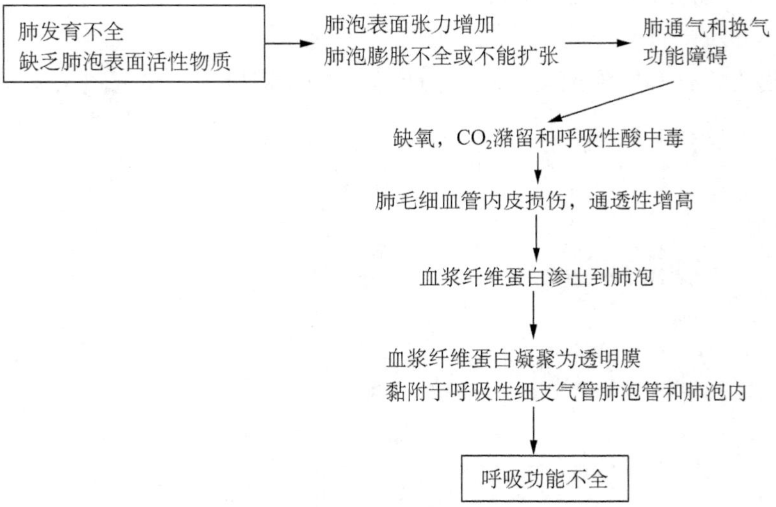

图 4-4 NRDS 的病因及发病机制

2. 病理变化

1) 大体　双肺质地较坚实,色暗红,含气量少。

2) 镜下

① 呼吸性细支气管、肺泡管和肺泡壁内表面黏附均匀红染的透明膜。

② 所有肺叶有不同程度的肺不张和肺水肿。

③ 严重病例,肺间质及肺泡腔内可见较明显的出血。

3. 临床病理联系

肺不张、肺透明膜形成是患儿出现进行性呼吸困难、发绀、呼气性呻吟、吸气性三凹征等急性呼吸窘迫及呼吸衰竭症状的关键因素。

4.6　呼吸系统常见肿瘤

【知识要点】

1. 肺癌的病因、大体类型、组织学类型、扩散转移、临床病理联系及早发现的方法
2. 早期肺癌、隐性肺癌的概念
3. 鼻咽癌的病因、好发部位、扩散途径及临床病理联系
4. 喉癌的病因、常见早期症状、病理变化

【正文】

4.6.1　鼻咽癌

鼻咽癌是鼻咽部上皮组织发生的恶性肿瘤。我国广东，广西，福建等省发病率最高，尤其是广东珠江三角洲和西江流域，有明显的地域性。

1. 病因

1）EB 病毒　与发病关系密切。患者瘤细胞内存在 EB 病毒 DNA 和核抗原。

2）遗传因素　发病有地域性、家族性。高发地人群移居他国或他地，其后裔的发病率仍远高于当地人群。

3）化学致癌物质　亚硝胺类化合物、多环芳烃类及镍等与发病有关。

2. 病理变化

1）部位　鼻咽顶部最常见，其次为外侧壁和咽隐窝。

2）肉眼类型　结节型（最常见）、菜花型、浸润型、溃疡型。

3）组织学类型

（1）鳞状细胞癌

① 分化型鳞状细胞癌：又分为角化型鳞癌（高分化鳞癌）和非角化型鳞癌（低分化鳞癌），后者为鼻咽癌中最常见的类型。

② 未分化型鳞状细胞癌。

（2）腺癌

4）扩散途径

（1）直接蔓延

① 向上破坏颅底骨质侵入颅内，损伤Ⅱ～Ⅵ对脑神经。

② 向下侵犯梨状隐窝，会厌及喉上部。

③ 向外侧侵犯耳咽管至中耳。

④ 向前侵入鼻腔和眼眶。

⑤ 向后侵犯颈椎和脊髓。

（2）淋巴道转移　早期即可发生。先转移到咽后壁淋巴结，再到颈上深淋巴结。转移发生在同侧，极少对侧，后期双侧都受累。半数以上患者以颈部淋巴结肿大为首发症状就诊。

（3）血道转移　较晚发生。常转移到肝、肺、骨，其次为肾、肾上腺和胰腺等处。

3. 临床病理联系

早期症状不明显，易被忽略。随肿瘤生长和浸润，侵及邻近组织器官，可引起鼻塞、鼻血或涕中带血、头痛、视物模糊、复视、耳鸣、耳塞、听力下降、面部麻木、眼睑下垂、吞咽困难、软腭麻痹等表现。颈部肿块为半数以上患者的首诊症状。

4.6.2　喉癌

喉癌是来源于喉黏膜上皮组织的恶性肿瘤，为上呼吸道常见的恶性肿瘤。多见于老年男性。

长期大量吸烟、酗酒以及环境污染是最主要的危险因素。声音嘶哑是喉癌常见的早期症状。

1. 病理变化

1）解剖部位分型　分为声带型（最多见），声门上型，跨声门型、声带下型。

2）组织学类型

（1）鳞状细胞癌　最常见，约占95%～98%，分类如下。

① 原位癌：癌细胞仅限于上皮内，未突破基底膜，无间质浸润。

② 早期浸润癌：癌细胞已突破基底膜向下浸润，但浸润表浅，仅在固有膜内形成癌巢。

③ 浸润癌：多数为高分化鳞癌癌细胞，疣状癌为浸润型鳞状细胞癌的一个亚型。

（2）腺癌　较少见。

2. 扩散及转移

1）扩散　常向黏膜下浸润蔓延，侵犯邻近软组织。向前→破坏软甲状软骨，颈前软组织，甲状腺；向后→累及食管；向下→蔓延至气管。

2）转移　较晚。淋巴道转移（多见）→颈总动脉分叉处淋巴结；血道转移（少见）→肺、骨、肝、肾。

4.6.3 肺癌

肺癌是最常见的恶性肿瘤之一。发病率和死亡率一直处于上升趋势，并在多数发达国家和我国城市人口中居于恶性肿瘤首位。40 岁以上男性多见，女性发病近年来增多。

1. 病因

1）吸烟　是世界公认的肺癌致病的最危险因素之一。香烟烟雾中含尼古丁、苯并芘、煤焦油、镍、砷等有多种化学致癌物。

2）空气污染　工业废气，机动车废气，厨房排烟等导致空气污染，被污染的空气中含有 3,4一苯并芘、二乙基甲硝胺等致癌物质；家居装饰材料散发的氡及氡子体等物质也是肺癌发病的危险因素。

3）职业因素　长期接触放射性物质，吸入含石棉，镍、砷等化学致癌粉尘。

4）分子遗传学改变　目前已知有 10～20 种基因参与肺癌的发生发展，如 *P53* 基因的失活和突变、*c-MYC* 的活化、*K-RAS* 的突变等。

2. 病理变化

1）大体类型

(1) 周围型　癌发生于肺段或以下支气管，在近胸膜的肺周边组织部形成孤立结节状或球形癌结节。

(2) 弥漫型　癌组织弥漫浸润部分或全部肺叶，肉眼见多数粟粒大小的灰白色结节。此型较少见。

2）早期肺癌

(1) 中央型早期肺癌　癌组织仅局限于支气管管壁，不侵及肺实质，无局部淋巴结转移。

(2) 周围型早期肺癌　癌组织在肺内呈结节状，直径小于两厘米，无局部淋巴结转移。

3）隐性肺癌　痰脱落细胞学检查阳性，临床及 X 线阴性，手术及病理活检证实是原位癌或早期浸润癌。

4）组织学类型(按 2015 年 WHO 肺癌分类)

(1) 腺癌　女性肺癌最常见的类型，与吸烟关系不密切，多数为周围型。包括如下类型。

① 原位腺癌：肿瘤沿肺泡壁呈鳞屑样生长，无间质、血管或胸膜浸润的小腺癌(直径≤3 cm)。

② 微浸润性腺癌：孤立性、鳞屑样生长方式为主，且浸润灶≤0.5 cm 的小腺癌(直径≤3 cm)。

③ 浸润性腺癌：浸润灶>0.5 cm。有高分化、中分化、低分化三类。

(2) 鳞状细胞癌　为最常见类型之一，大多是中央型肺癌，多为中老年男性患者，有吸烟史。包括角化型、非角化型和基底细胞样型。

(3) 大细胞癌　是未分化癌。癌细胞大，胞质丰富，核大，核仁明显，具有多形性。缺乏腺样或鳞状细胞样分化。恶性程度高，生长迅速，转移广泛，预后不良。

(4) 神经内分泌癌　包括小细胞癌，大细胞神经内分泌癌和类癌等。其中，小细胞癌是肺癌中分化最低、恶性程度最高的一种，生长迅速，转移早，手术效果差，但对放疗及化疗较为敏感。小细胞癌具有神经内分泌功能，能产生 5-HT，ACTH 等引起相应症状。

(5) 腺鳞癌　少见。癌组织内含有腺癌和鳞癌两种成分，每种成分均占 10%以上。

3. 扩散途径

1) 直接蔓延

① 中央型肺癌：直接侵入纵隔，心包及周围血管，或沿支气管向同侧、对侧肺组织蔓延。

② 周围型肺癌：直接侵犯胸膜、胸壁。

2) 转移

① 淋巴道转移→肺门淋巴结→纵隔、锁骨上，腋窝，颈部淋巴结，较早即可发生。

② 血道转移→脑、肾上腺、骨、肝、肾、甲状腺、皮肤。

4. 临床病理联系

肺癌早期症状不明显。后常有咳嗽、痰中带血、胸痛等症状，其中咯血较易引起患者的注意而就诊。临床上表现出的症状、体征与肿瘤部位大小及浸润转移有关。见图 4-5。

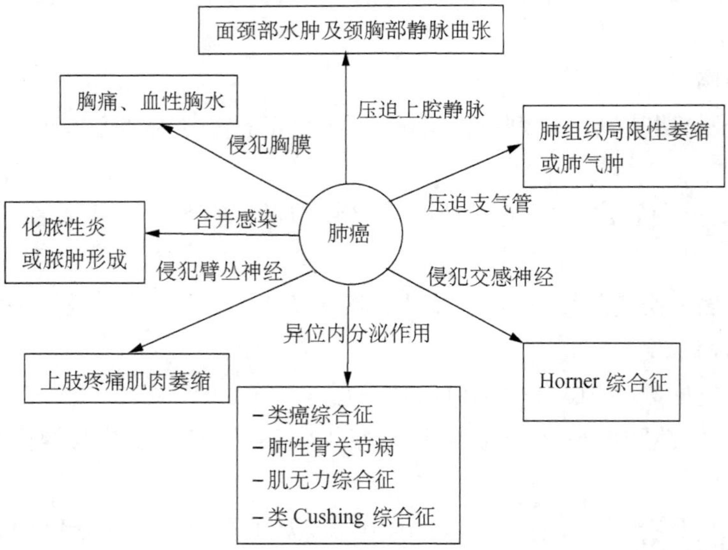

图 4-5　肺癌的症状、体征与肿瘤压迫及侵犯周围组织的关系

肺癌预后大多不良，早期诊断意义重大。对 40 岁以上高危人群定期 X 线检查是早期筛查的简便易行方法。影像学检查、痰细胞学检查、纤维支气管镜检查及病理活体组织检查可确诊。

4.7 胸膜疾病

【知识要点】

1. 浆液性胸膜炎、纤维素性胸膜炎、化脓性胸膜炎各自的主要病理变化特点
2. 胸膜间皮瘤的概念
3. 恶性间皮瘤的病因及病理变化

【正文】

4.7.1 胸膜炎

1. 分类

1）按病因分类

① 感染性胸膜炎。

② 非感染性胸膜炎。

2）按炎症渗出性质分类

① 浆液性胸膜炎。

② 纤维素性胸膜炎。

③ 化脓性胸膜炎。

2. 病理变化及临床病理联系

1）浆液性胸膜炎　又称湿性胸膜炎，表现为多量淡黄色浆液聚积于胸膜腔，形成胸腔积液，渗出液过多时可导致呼吸困难。

2）纤维素性胸膜炎　又称干性胸膜炎，渗出物主要为纤维素，附着于胸膜表面，因呼吸运动被牵拉成绒毛状。听诊可闻及胸膜摩擦音，并有胸痛。晚期可发生胸膜纤维性肥厚和粘连，使呼吸运动受限。

3）化脓性胸膜炎　常继发于肺炎球菌、金黄色葡萄球菌等化脓性细菌引起的肺炎。胸腔内脓性渗出液聚积形成脓胸，肺结核空洞破裂穿入胸腔可形成结核性脓胸。

4.7.2 胸膜间皮瘤

胸膜间皮瘤是原发胸膜间皮的肿瘤，由被覆胸膜的间皮细胞发生。

1. 良性胸膜间皮瘤

罕见，生长局限、缓慢，易手术切除，极少复发，预后良好。

1）大体　为圆形肿块，有包膜，有蒂与胸膜相连。

2）镜下　瘤组织大多由梭形成纤维细胞样瘤细胞组成，排列方式似纤维瘤。

2. 恶性胸膜间皮瘤

高度恶性，肿瘤沿胸膜表面弥漫浸润扩展，多见于老年人，发病与吸入石棉粉尘密切相关。

1）大体　胸膜弥漫性增厚呈多发结节状，结节界限不清、灰白色、大小不等。

2）镜下

① 腺管乳头状型瘤细胞具有上皮样细胞形态，排列成管状和乳头状结构。

② 肉瘤样型瘤细胞主要成分为梭形细胞和胶原纤维。

③ 混合型同时具有以上两种结构。

④ 恶性胸膜间皮瘤预后差，若手术切除大部分肿瘤并配合放化疗，患者可存活两年以上。

习　题　4

A1 型题

(　　)1. 急性气管支气管炎的特点，不正确的是

A. 在病毒感染基础上继发细菌感染发病

B. 常在寒冷季节发病

C. 肉眼观气管、支气管黏膜红肿，表面黏附白色或淡黄色黏性分泌物

D. 镜下可见黏膜及黏膜下充血水肿，淋巴细胞、中性粒细胞浸润，黏液腺体萎缩

E. 重症者出现黏膜坏死和溃疡坏死

(　　)2. 急性细支气管炎的病理变化，不包括以下哪一项

A. 黏膜充血肿胀，单层纤毛柱状上皮细胞坏死脱落

B. 无纤毛柱状上皮或扁平上皮增生

C. 杯状细胞增多，黏液分泌增加

D. 管壁内淋巴细胞和单核细胞浸润，管腔内充满渗出物

E. 病变不易扩展累及肺泡、周围肺间质

(　　)3. 大叶性肺炎的主要病变性质是

A. 化脓性炎　　B. 纤维素性炎　　C. 卡他性炎　　D. 肉芽肿性炎

E. 浆液性炎

(　　)4. 大叶性肺炎最常见的致病菌是

A. 金黄色葡萄球菌　　B. 肺炎链球菌

C. 肺炎杆菌　　D. 溶血性链球菌

E. 草绿色链球菌

(　　)5. 在大叶性肺炎的充血水肿期,肺泡腔内出现
A. 大量浆液、少量红细胞、中性粒细胞和巨噬细胞
B. 少量浆液、大量红细胞、中性粒细胞和巨噬细胞
C. 大量浆液、大量纤维素和红细胞
D. 少量浆液、大量纤维素与红细胞
E. 大量浆液、大量红细胞和少量纤维素

(　　)6. 大叶性肺炎病变处于哪一期时,患者会咳铁锈色痰
A. 充血水肿期　　B. 红色肝样变期
C. 灰色肝样变期　　D. 溶解消散期
E. 任何时期均可

(　　)7. 小叶性肺炎为
A. 纤维素(蛋白)性炎　　B. 出血性炎
C. 化脓性炎　　D. 浆液性炎
E. 肉芽肿性炎

(　　)8. 关于小叶性肺炎,以下哪项不正确
A. 多发生于小儿、老人及体质虚弱或久病卧床的人
B. 属急性化脓性炎症
C. 炎症以细支气管为中心
D. 炎症通过肺泡间孔迅速扩散
E. 病灶散在分布在肺组织内

(　　)9. 小叶性肺炎和大叶性肺炎的并发症,不同的是
A. 肺脓肿及脓胸　　B. 败血症或脓毒血症
C. 感染性休克　　D. 肺肉质变
E. 呼吸功能不全

(　　)10. 肺泡腔内易形成透明膜的是
A. 重症大叶性肺炎病患　　B. 重症支气管肺炎病患
C. 重症病毒性肺炎病患　　D. 重症支原体肺炎病患
E. 以上都是

(　　)11. 哪种病毒引起的病毒性肺炎,多核巨细胞的细胞核内和胞质中均易出现病毒包含体
A. 腺病毒　　B. 麻疹病毒
C. 流感病毒　　D. 呼吸道合胞病毒
E. 巨细胞病毒

(　　)12. 病毒性肺炎和支原体肺炎的共同之处是
A. 好发年龄相同　　B. 都为间质性肺炎
C. 都出现大量咳痰　　D. 都常累及胸膜

E. 都容易引起严重并发症

(　　)13. 以下哪项描述不符合病毒性肺炎

A. 肺泡腔内有大量渗出物

B. 可有透明膜形成

C. 肉眼观病变不明显

D. 病灶一般呈大叶性分布

E. 可出现病毒包涵体

(　　)14. 下列哪项变化是慢性支气管炎患者咳痰的病变基础

A. 支气管黏膜上皮细胞变性,坏死脱落

B. 腺体肥大、增生,黏膜上皮内杯状细胞增多

C. 支气管壁充血、水肿和淋巴细胞、浆细胞浸润

D. 支气管壁瘢痕形成

E. 软骨片萎缩、纤维化、钙化和骨化

(　　)15. 长期慢性支气管炎将来可能会出现下列哪种病变

A. 急性肺水肿　　B. 慢性肺淤血

C. 慢性肝淤血　　D. 慢性左心衰竭

E. 阻塞性肺气肿

(　　)16. 支气管扩张症患者的主要临床表现为

A. 咳嗽、咳白黏痰　　B. 痰中带血

C. 胸痛　　D. 咳嗽、咳大量脓性痰

E. 气急

(　　)17. 下列哪种疾病患者可出现反复咯血的症状

A. 大叶性肺炎　　B. 支气管哮喘

C. 慢性阻塞性肺气肿　　D. 支气管扩张症

E. 慢性支气管炎

(　　)18.慢性阻塞性肺气肿患者的主要临床表现是

A. 呼气性呼吸困难　　B. 吸气性呼吸困难

C. 咳嗽、咳痰　　D. 咯血

E. 胸痛

(　　)19. 慢性肺源性心脏病最常见的病因是

A. 慢性支气管炎并发阻塞性肺气肿

B. 支气管扩张症

C. 支气管哮喘

D. 尘肺

E. 肺结核

(　　)20. 慢性肺心病发生的关键环节是

A. 肺动脉高压　　B. 肺淤血

C. 肺毛细血管床减少　　D. 肺小动脉痉挛

E. 缺氧

(　　)21. 慢性阻塞性肺气肿引起肺心病，其肺动脉高压最主要的机理是

A. 慢性肺血管病变致肺循环阻力降低

B. 肺小动脉炎症性改变，使肺血管阻力增加

C. 肺毛细血管床减少，使肺循环阻力增加

D. 限制性通气障碍，动脉血氧分压下降，引起肺小动脉痉挛

E. 阻塞性通气障碍，动脉血氧分压下降，引起肺小动脉痉挛

(　　)22. 以下哪项不是慢性肺源性心脏病时心脏的病变

A. 右心室壁增厚　　B. 右心室腔扩大

C. 左心室壁增厚　　D. 肺动脉圆锥显著膨隆

E. 心脏重量增加、心尖圆钝

(　　)23. 关于二氧化硅导致硅肺的表述，下列哪项不正确

A. 吸入的粉尘颗粒越大，致病力越强

B. 发病与否与吸入粉尘的量有关

C. 患者多在接触 10～15 年后发病

D. 做好防护措施可减少发病

E. 脱离硅尘作业后，肺部病变仍可继续发展

(　　)24. 关于硅结节，不恰当的是

A. 早期为细胞性结节

B. 随病程进展形成纤维性结节

C. 硅结节中央常见到管壁增厚、管腔狭窄的小血管

D. 硅结节中央常见到管壁增厚、管腔狭窄的细支气管

E. 晚期硅结节可融合成团块，并发生坏死，形成空洞

(　　)25. Ⅰ期硅肺的表现为

A. 硅结节还没有出现

B. 硅结节多分布在肺组织

C. 硅结节主要局限于肺的淋巴系统

D. 已开始出现明显的肺纤维化

E. 肺体积、重量和硬度开始出现改变

(　　)26. 下列疾病中，硅肺患者最易并发的是

A. 肺炎　　B. 肺癌

C. 支气管扩张症　　D. 肺结核

E. 气胸

(　　)27. 关于成人呼吸窘迫综合征的病理变化,下列哪项不正确
A. 肺毛细血管和肺泡上皮细胞损伤
B. 肺泡腔和肺间质弥漫性水肿
C. 呼吸性细支气管、肺泡管及肺泡内表面透明膜形成
D. 肺间质微血管内常见透明血栓和白细胞栓塞
E. 双肺肿胀、重量增加、色苍白、干燥

(　　)28. 与鼻咽癌发病关系密切的病毒是
A. 流感病毒　　B. 艾滋病病毒
C. EB 病毒　　D. 人乳头瘤病毒
E. 呼吸道合胞病毒

(　　)29. 鼻咽癌中最常见的组织学类型是
A. 低分化鳞癌　　B. 低分化腺癌
C. 高分化鳞癌　　D. 高分化腺癌
E. 未分化癌

(　　)30. 鼻咽癌最好发的部位为
A. 外侧壁　　B. 前壁
C. 鼻咽顶部　　D. 咽隐窝
E. 后壁

(　　)31. 喉癌最常见的类型是
A. 声带型　　B. 声门上型
C. 跨声门型　　D. 声带下型
E. 混合型

(　　)32. 下列哪一项是肺癌最多见的大体类型和组织学类型
A. 中央型,鳞状细胞癌　　B. 周围型,鳞状细胞癌
C. 中央型,小细胞癌　　D. 周围型,腺癌
E. 中央型,腺癌

(　　)33. 女性肺癌中最常见,与吸烟关系不密切的组织学类型是
A. 鳞状细胞癌　　B. 大细胞癌
C. 小细胞癌　　D. 神经内分泌癌
E. 腺癌

(　　)34. 下列不符合隐性肺癌的是
A. 临床无明显症状和体征　　B. X 线检查阴性
C. 痰细胞学检查阴性　　D. 无淋巴结转移
E. 病理示支气管黏膜原位癌

(　　)35. 关于胸膜炎,不正确的是
A. 胸腔积液见于浆液性胸膜炎

B. 脓胸见于化脓性胸膜炎

C. 纤维素性胸膜炎晚期可发生胸膜肥厚和粘连

D. 浆液性胸膜炎和纤维素性胸膜炎患者听诊可闻及胸膜摩擦音

E. 胸腔积液过多可导致呼吸困难

A2 型题

( )36. 65 岁老年男性患者，慢性支气管炎 20 年，常在冬春寒冷季节发作咳嗽、咳痰，其咳嗽、咳痰的病理基础为

A. 支气管黏膜上皮鳞化

B. 肺泡壁受损

C. 支气管扩张，炎性分泌物滞留

D. 支气管黏膜腺体增生，分泌亢进

E. 支气管黏膜纤毛脱落

( )37. 某患者因肺部感染而死亡，尸解发现，肺内见多个大小不等之脓肿；肝肾内也见多个小脓肿；脾肿大、切面疏松、刀刮成糊状，初步考虑为

A. 菌血症　　B. 毒血症

C. 败血症　　D. 脓毒血症

E. 肺内感染经淋巴道播散致肝、肾

( )38. 患者，女，80 岁，高血压病史 28 年，4 年前脑出血性中风后，瘫痪卧床至今。本次因继发肺部感染，呼吸功能不全，救治无效去世。肺切片发现许多细小支气管腔内有大量脓细胞及脱落的支气管上皮，其周围肺泡腔内也充满中性白细胞及浆液和纤维素渗出。应诊断为

A. 大叶性肺炎　　B. 小叶性肺炎

C. 间质性肺炎　　D. 干酪样肺炎

E. 小叶性肺炎合并大叶性肺炎

( )39. 某尸检发现，其肺体积增大边缘钝圆。色灰白，质软而缺乏弹性，指压后遗留压痕。则此人死因可能是

A. 肺癌　　B. 肺结核

C. 矽肺　　D. 肺气肿

E. 以上都不可能

( )40. 患者，男，35 岁，淋雨受凉后突发寒战、高热、咳嗽、左下胸痛 1 d 余，X 线胸片显示左下肺大片状模糊阴影，门诊诊断左下肺炎收治入院。入院后患者出现恶心、呕吐、意识模糊。体检见脸色苍白，口唇发绀，体温 39.8℃，脉搏增快至 118 次/min，血压下降至 80/50 mmHg。左下肺叩诊音浊，闻及少量湿啰音。你判断该患者发生了何种情况

A. 肺脓肿　　B. 肺肉质变

C. 败血症　　D. 感染性休克
E. 胸膜粘连

( )41. 马先生，72岁，慢性支气管炎病史20余年，反复咳嗽咳痰；近3年来出现呼吸困难，并逐渐加重；近半月来咳、痰、喘加剧，伴尿量减少，双下肢浮肿，诊断为COPD急性加重期，慢性肺源性心脏病失代偿期、右心衰。该病人发生肺源性心脏病的主要环节为
A. 肺毛细血管床减少　　B. 肺小气道慢性炎症
C. 阻塞性通气功能障碍　　D. 肺气血屏障破坏
E. 肺循环阻力增大而使肺动脉压升高

( )42. 患者，男，64岁，咳嗽咳痰10余年，活动后气促2年，桶状胸，X线示肺透亮度增强，肋间隙增宽。下列哪项病理变化符合该患者
A. 支气管管壁增厚水肿，嗜酸性粒细胞浸润为主，伴有肥大细胞、中性粒细胞、淋巴细胞
B. 支气管内见黏液栓，黏液栓中可见尖棱状夏科－雷登结晶
C. 肺泡间隔增宽、充血，小、细支气管壁及周围组织充血、水肿
D. 肺泡膨胀，间隔变窄、断裂，相邻肺泡融合成较大的含气囊腔
E. 间质内单核细胞及淋巴细胞浸润

( )43. 男性，70岁，吸烟史近40年，反复咳嗽咳痰20余年，于秋冬季节发病，持续至春夏季节方才缓解，两年来持续时间愈发延长，最可能的诊断是
A. 支气管哮喘　　B. 慢性支气管炎
C. 支气管肺癌　　D. 支气管扩张症
E. 支气管肺炎

( )44. 男性，50岁。刺激性咳嗽，痰中带血3周，胸部正位片示右肺门阴影增大，确诊检查方法是
A. 胸部CT　　B. 胸部X线检查
C. 同位素肺扫描　　D. 纤维支气管镜检和活检
E. 支气管动脉造影

( )45. 男性，57岁，诊断为肺癌，出现颈面部水肿及颈胸部静脉曲张，你认为是
A. 肺癌压迫上腔静脉所致　　B. 肺癌侵犯胸膜所致
C. 肺癌侵犯臂丛神经所致　　D. 肺癌侵犯交感神经所致
E. 肺癌的异位分泌作用所致

A3型题

46～48

患者，男性，28岁，淋雨受凉后突发寒战、高热、咳嗽、气急、伴左下胸痛、咯铁锈色痰3 d，体检左下肺有实变体征及湿啰音，X线胸片示左下肺片状阴影。

(　　)46. 患者最可能的诊断是
A. 支原体肺炎　　B. 小叶性肺炎
C. 间质性肺炎　　D. 大叶性肺炎
E. 严重急性呼吸综合征

(　　)47. 该病最常见的致病微生物是
A. 溶血性链球菌　　B. 金黄色葡萄球菌
C. 肺炎球菌　　D. 流感病毒
E. 呼吸道合胞病毒

(　　)48. 该患者咳铁锈色痰的机理是
A. 支气管内小血管破裂出血所致
B. 肺泡腔内渗出的红细胞被巨噬细胞吞噬、崩解，形成含铁血黄素所致
C. 肺泡内渗出的纤维素溶解所致
D. 肺泡内巨噬细胞吞噬、破坏细菌所致
E. 肺泡内渗出物中含有丰富的蛋白质所致

49～51

周先生，65 岁，吸烟史 30 余年，慢性支气管炎病史 20 余年，5 年前出现活动时气短，如上楼、骑车上坡时感到气急，近年来逐渐加重，现走平路亦感气促。神志清晰，桶状胸，两肺呼吸音减弱伴呼气延长，未闻及啰音。肺功能检查示残气量增加。

(　　)49. 周先生在慢性支气管炎的基础上，发生了何种疾病
A. 支气管扩张症　　B. 肺源性心脏病
C. 肺气肿　　D. 支气管哮喘
E. 肺结核

(　　)50. 下列哪项不符合周先生肺部的病理变化
A. 肺泡壁毛细血管显著扩张，肺泡内大量浆液渗出，肺叶肿胀，重量增加，暗红色
B. 肺体积显著膨大，色灰白，边缘钝圆
C. 肺弹性降低，组织柔软，指压可以遗留压迹
D. 肺泡膨胀，间隔变窄、断裂，相邻肺泡融合成较大的含气囊腔
E. 肺泡间隔内毛细血管床数量减少，肺小动脉内膜纤维增生增厚

(　　)51. 如果周先生的疾病进一步发展，最有可能还会出现哪种情况
A. 肺癌　　B. 呼吸窘迫综合征
C. 肺源性心脏病　　D. 纤维素性胸膜炎
E. 脓胸

52～54

李先生，45 岁，司机，作息饮食不规律，喜饮酒，吸烟史 20 余年。3 个月前无明显诱因下出现咳嗽，偶伴咳痰，近日出现痰中少量血丝，来院就诊，胸部 X 线检查显示"左肺门部实性块影"。

(　　)52. 李先生所患疾病可能性最大的是

A. 肺脓肿　　B. 肺结核
C. 肺癌　　D. 肺炎性假瘤
E. 肺部真菌感染

(　　)53. 李先生的哪种情况与目前疾病最相关

A. 年龄 45 岁　　B. 职业为司机
C. 作息饮食不规律　　D. 饮酒
E. 吸烟史 20 余年

(　　)54. 下列哪项检查对明确诊断李先生的疾病最有价值

A. 肺功能检查　　B. CT 检查
C. 血液肿瘤标志物检查　　D. 痰脱落细胞学检查
E. 纤维支气管镜及病理活体组织检查

55～57

肖同学，女，14 岁，自幼有支气管哮喘病史。今与同学到公园春游，进食自带食物作为午餐，之后经过大片鲜花地时突然感到胸闷，咳嗽，随后发生呼吸困难。

(　　)55. 肖同学发生的呼吸困难类型为

A. 呼气性呼吸困难　　B. 吸气性呼吸困难
C. 混合性呼吸困难　　D. 都有可能
E. 都不可能

(　　)56. 下列哪项病理变化与肖同学目前呼吸困难发作最有关

A. 支气管黏膜杯状细胞增多、黏液腺及平滑肌增生肥大
B. 支气管局部黏膜上皮损伤、脱落
C. 支气管基底膜增厚并发生玻璃样变
D. 支气管管壁平滑肌增生、肥大
E. 细支气管痉挛及黏液栓阻塞

(　　)57. 肖同学本次哮喘发作最可能的诱因是

A. 天气变化　　B. 进食凉的食物
C. 吸入花粉　　D. 春游太兴奋
E. 以上都不是

B型题

58～60

A. 腺泡中央型肺气肿　B. 腺泡周围型肺气肿　C. 全腺泡型肺气肿

D. 间质性肺气肿　E. 瘢痕旁肺气肿

(　)58. 呼吸性细支气管扩张

(　)59. 肺泡管和肺泡扩张

(　)60. 呼吸性细支气管、肺泡管和肺泡都扩张

61～63

A. 肺气肿　B. 哮喘　C. 肺结核　D. 支气管扩张　E. 胸膜炎

(　)61. 硅肺患者容易并发

(　)62. 慢性支气管炎可并发

(　)63. 大叶性肺炎可并发

64～66

A. 肺泡内透明膜形成

B. 增生的肺泡上皮细胞内可见包涵体

C. 细支气管上皮和肺泡上皮增生肥大并形成多核巨细胞

D. 透明膜、包涵体、多核巨细胞都可出现

E. 透明膜、包涵体、多核巨细胞都不可能出现

(　)64. 病毒性肺炎

(　)65. 成人呼吸窘迫综合征

(　)66. 肺癌

简答题

67. 简述慢性支气管炎的概念及临床特征。

68. 什么是肺气肿?

69. 什么是肺肉质变?

70. 什么是早期肺癌?

71. 试述慢性支气管炎的常见病因及病理变化特点。

72. 试述支气管扩张症的主要病理改变及临床病理联系。

73. 试以大叶性肺炎各期的主要病理变化解释患者的临床表现。

74. 请比较大叶性肺炎、小叶性肺炎、间质性肺炎的特点。

参考答案

题号	1	2	3	4	5	6	7	8	9	10
知识点编码	4.1.1.1	4.1.1.2	4.1.2.1	4.1.2.1	4.1.2.1	4.1.2.1	4.1.2.1	4.1.2.1	4.1.2.1	4.1.2.2
参考答案	D	E	B	B	A	B	C	D	D	C
题号	11	12	13	14	15	16	17	18	19	20
知识点编码	4.1.2.2	4.1.2.2 4.1.2.4	4.1.2.2	4.2.1	4.2.1	4.2.3	4.2.3	4.2.4	4.4.1	4.4.1
参考答案	B	B	D	B	E	D	D	A	A	A
题号	21	22	23	24	25	26	27	28	29	30
知识点编码	4.4.1	4.4.1	4.3.1.	4.3.1	4.3.1	4.3.1	4.5.1	4.6.1	4.6.1	4.6.1
参考答案	C	C	A	D	C	D	E	C	A	C
题号	31	32	33	34	35	36	37	38	39	40
知识点编码	4.6.2	4.6.3	4.6.3	4.6.3	4.7.1.	4.2.1	4.1.2.1	4.1.2.1	4.2.4	4.1.2.1
参考答案	A	A	E	D	D	D	D	B	D	D
题号	41	42	43	44	45	46	47	48	49	50
知识点编码	4.4.1	4.2.4	4.2.1	4.6.3	4.6.3	4.1.2.1	4.1.2.1	4.1.2.1	4.2.4	4.2.4
参考答案	E	D	B	D	A	D	C	B	C	A
题号	51	52	53	54	55	56	57	58	59	60
知识点编码	4.2.4	4.6.3	4.6.3	4.6.3	4.2.2	4.2.2	4.2.2	4.2.4	4.2.4	4.2.4
参考答案	C	C	E	E	A	E	C	A	B	C
题号	61	62	63	64	65	66	67	68	69	70
知识点编码	4.3.1	4.2.1	4.1.2.1	4.1.2.2	4.5.1	4.6.3	4.2.1	4.2.4	4.1.2.1	4.6.3
参考答案	C	A	E	D	A	E	详见正文知识点			
题号	71	72	73	74						
知识点编码	4.2.1	4.2.3	4.1.2.1	4.1.2.1 4.1.2.2 4.1.2.4						
参考答案	详见正文知识点									

5 呼吸系统疾病治疗的药理学基础

5.1 缓解咳痰喘症状用药

【知识要点】

1. 平喘药的分类和代表药的作用特点
2. 常用镇咳药和祛痰药的作用机制

【正文】

咳、痰、喘是呼吸系统常见疾病伴有的主要症状，要消除或缓解这些呼吸道症状，主要采用药物对症治疗。

5.1.1 平喘药

5.1.1.1 支气管扩张药

包括肾上腺素受体激动药、茶碱类药和抗胆碱药。肾上腺素受体激动药，尤其是选择性 β_2受体激动药（沙丁胺醇、特布他林和克伦特罗等）的扩管作用迅速强大，心脏毒性及肌肉震颤等不良反应较轻。茶碱类药（氨茶碱等）药理作用广（平喘、强心、利尿、扩管和兴奋中枢），具有较强的平滑肌松弛作用且可减轻呼吸肌疲劳，但安全范围较窄（尤静脉给药时）。M胆碱受体阻断药（吸入型异丙托溴铵），对支气管有较高选择性，起效较慢而作用持久，常与 β_2受体激动药合用。

5.1.1.2 抗炎平喘药

糖皮质激素类药物具有强大抗炎、抗过敏作用，可抑制气道炎症反应，其吸入给药发挥局部抗炎作用，起效慢，但安全性高，长期用药能有效预防、减轻支气管哮喘的发作，已成为平喘药中的一线药物。而静脉给予糖皮质激素和 β_2受体激动药常用于抢救哮喘持续状态。PDE-4 抑制剂如罗氟司特，常合用支气管扩张药，治疗慢性阻塞性肺病（COPD）有较好疗效。

5.1.1.3 抗过敏平喘药

肥大细胞膜稳定药(吸入型色甘酸钠)起效慢,用于预防哮喘发作及其他过敏性疾病。H_1受体阻断药(酮替芬)产生抗组胺效应,半胱氨酸白三烯受体阻断药(扎鲁司特)作用快、强,可合用糖皮质激素协同抗炎。

5.1.2 镇咳药和祛痰药

镇咳药按作用机制可分为中枢性镇咳药(直接抑制延髓咳嗽中枢)和外周性镇咳药(抑制咳嗽反射弧中的任意环节),前者包括成瘾性镇咳药,如可待因可用于各种原因引起的剧烈干咳,兼有镇痛作用;非成瘾性镇咳药,如右美沙芬(镇咳作用强、起效快)、喷托维林(兼具局麻作用)和苯丙哌林(强效速效镇咳,兼具外周作用)。而外周镇咳代表药那可汀抑制肺牵张引起的咳嗽,兼具兴奋呼吸中枢作用。祛痰药包括痰液稀释药(恶心性祛痰药氯化铵和刺激性祛痰药愈创甘油醚)和黏痰溶解药乙酰半胱氨酸以及黏痰调节药溴己新。

诱发喘息过程及平喘药主要作用部位如图 5-1 所示。

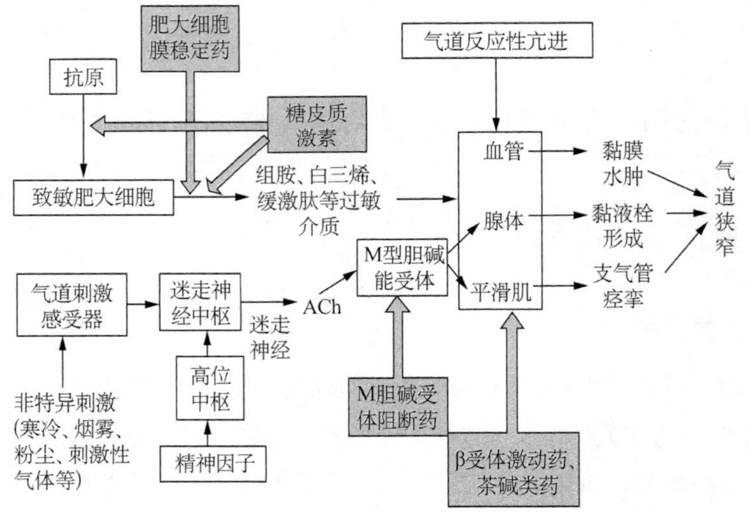

图 5-1 喘息诱发过程及平喘药主要作用(抑制)部位

5.2 治疗感染性疾病用药

【知识要点】

临床治疗各种急性上呼吸道感染、气管支气管炎以及肺部感染性疾病(细菌性肺炎、支原体肺炎、衣原体肺炎、病毒性肺炎、肺真菌病、肺结核)的常用药及作用特点。

【正文】

5.2.1 抗菌药

治疗呼吸道感染常用的抗菌药种类包括β内酰胺类(青霉素类和头孢菌素类)、大环内酯类、氟喹诺酮类和万古霉素类,其抗菌机制各不相同。β内酰胺类抑制细菌细胞壁合成。青霉素类包括青霉素G及各种半合成青霉素,主要用于敏感革兰氏阳性菌(G^+菌)感染,尤常用广谱耐酶品种;头孢菌素类包括一、二、三、四代产品,广泛用于治疗各种呼吸系统细菌性感染。大环内酯类抑制细菌蛋白合成,主要用于治疗对青霉素耐药或过敏的G^+菌感染,也用于非典型病原体(支原体、衣原体及军团菌)感染。氟喹诺酮类抑制细菌DNA合成,主要用于治疗厌氧菌、耐药菌感染,临床上主要用新型氟喹诺酮。万古霉素类抑制细菌细胞壁合成,主要用于治疗耐药MRSA感染。

细菌性肺炎是最常见的肺部感染性疾病,主要致病菌有肺炎链球菌、葡萄球菌等革兰氏阳性菌,一般首选β内酰胺类,尤其是广谱耐酶的半合成青霉素或头孢菌素,如氯唑西林、头孢呋辛等;对耐甲氧西林金黄色葡萄球菌感染则应选用万古霉素、替考拉宁;对化脓性细菌(多为厌氧菌)所致吸入性肺脓肿,则应选用青霉素、克林霉素或甲硝唑。而对于急性上呼吸道感染及气管支气管炎的治疗,仅在有细菌感染证据时才选用β内酰胺类、大环内酯类或喹诺酮类抗菌药。非典型病原体如支原体、衣原体和军团菌也可引起肺炎,支原体肺炎治疗首选大环内酯类抗生素,如红霉素、罗红霉素和阿奇霉素,衣原体肺炎治疗首选红霉素,也可选用克拉霉素或半合成四环素类多西环素。

5.2.2 抗结核病药

肺结核是呼吸系统特殊的细菌感染性疾病,结核分枝杆菌是主要致病菌,肺结核化疗的基本原则是早期、联合、长期及足量。治疗分强化和巩固两个阶段。常用于肺结核治疗的抗结核病一线药物有异烟肼、利福平、乙胺丁醇、链霉素和吡嗪酰胺,其中异烟肼因高效、低毒、穿透力好成为各型结核病治疗的首选药;二线用药有氨基水杨酸、乙硫异烟胺、部分氨基糖苷类抗生素及氟喹诺酮类抗菌药。由于肺结核化疗的疗程长,结核菌极易产生耐药,延缓耐药发生的有效措施是联合使用两种及以上抗菌药。

5.2.3 抗其他病原体药

导致急性上呼吸道感染及气管支气管炎的主要病原体是病毒,对有急性咳嗽、鼻后滴漏和咽干的患者可用伪麻黄碱、解热镇痛类药物减轻症状,抗病毒药利巴韦林和奥司他韦有较广抗病毒谱,必要时可选用以缩短病程。上呼吸道病毒感染向下蔓延可导致病毒性肺炎,常见病原体有SARS病毒、禽流感病毒等,其治疗以对症为主,目前较有效的抗病毒药有利巴韦林、阿昔洛韦、更昔洛韦、奥司他韦、阿糖胞苷和金刚烷胺。

当人体免疫力下降时，真菌可引起外源性或继发性深部真菌感染——肺真菌病，常见病原真菌有肺念珠菌、肺曲霉菌、肺隐球菌和肺孢子菌（卡氏肺囊虫），大多肺真菌病在消除诱因后病情常能逐渐好转，病情严重者给予糖皮质激素并及时针对性长疗程应用唑类抗真菌药，如伊曲康唑、氟康唑等，而治疗肺孢子菌肺炎除对症用药外，一般首选复方磺胺甲恶唑（磺胺甲恶唑＋甲氧苄啶）。

肺吸虫和阿米巴原虫是引起呼吸系统感染的常见寄生虫，吡喹酮是治疗肺吸虫病的首选药，适用于各期患者，而阿米巴原虫引起的肺脓肿则常用甲硝唑治疗。

5.3 治疗恶性肿瘤用药

【知识要点】

原发性支气管肺癌化疗常用药及临床用药方案

【正文】

原发性支气管肺癌简称肺癌，是起源于支气管黏膜或腺体的恶性肿瘤。按组织病理学分类，肺癌分为非小细胞肺癌（non-small cell lung cancer，NSCLC）和小细胞肺癌（small cell lung cancer，SCLC），针对 SCLC 推荐以化疗为主的综合治疗以延长患者生存期。一线治疗药物包括足叶乙苷、顺铂和卡铂，常用的联合方案是足叶乙苷加顺铂或卡铂，3 周一次，共 4～6 个周期，初步治疗后如仍进展或无反应应调换新的药物。复发患者多选用紫杉醇、环磷酰胺、多柔比星等。

5.4 呼吸兴奋用药

【知识要点】

常用呼吸兴奋剂及其适应证和使用原则

【正文】

呼吸兴奋剂通过兴奋呼吸中枢增加通气量，主要适用于以中枢抑制为主、通气量不足的急慢性呼吸衰竭，不宜用于以肺换气功能障碍为主所致呼吸衰竭。其用药基本原则有：气道必须畅通；呼吸肌功能基本正常；脑缺氧、脑水肿未纠正而出现频繁抽搐者慎用；不可骤停。常用药尼可刹米和洛贝林对急性呼衰效果较好，但过量易引起惊厥，而多沙普仑的安全性相对较高。慢性呼衰患者在病情需要时使用阿米三嗪效果较好。

习　题　5

A1 型题

(　　)1. 伴心率过快的支气管哮喘，宜选用

A. 氨茶碱　B. 麻黄碱　C. 肾上腺素　D. 异丙肾上腺素

E. 沙丁胺醇

(　　)2. 异丙托品的平喘机制是

A. 直接松弛支气管平滑肌　B. 使细胞内腺苷酸环化酶激活

C. 抑制磷酸二酯酶　D. 激活细胞内鸟苷酸环化酶

E. 阻断支气管平滑肌和腺细胞的 M 受体

(　　)3. 用药后数日甚至数周才显效的平喘药是

A. 肾上腺素　B. 麻黄碱

C. 氨茶碱　D. 异丙肾上腺素

E. 色甘酸钠

(　　)4. 下列哪一个药物在治疗支气管哮喘时，可减轻黏膜水肿

A. 异丙肾上腺素　B. 肾上腺素

C. 氨茶碱　D. 色甘酸钠

E. 异丙基阿托品

(　　)5. 平喘药 β_2 受体激动剂雾化吸入的主要目的是

A. 减少心血管系统不良反应　B. 减少用药剂量

C. 延长作用维持时间　D. 避免消化液的破坏

E. 减少耐药性

(　　)6. 沙丁胺醇的平喘机制是

A. 选择性阻断 β_2 受体　B. 抗炎、抗免疫作用

C. 抑制炎症介质释放　D. 稳定肥大细胞膜

E. 选择性激动 β_2 受体

(　　)7. 治疗哮喘急性发作宜选用

A. 沙丁胺醇吸入　　B. 氨茶碱静注

C. 异丙阿托品吸入　　D. 倍氯米松吸入

E. 色甘酸钠口服

(　　)8. 色甘酸钠的平喘机制是

A. 直接松弛支气管平滑肌　　B. 阻断腺苷受体

C. 激动支气管 β_2受体　　D. 主要用于预防哮喘的发作

E. 促进肥大细胞脱颗粒

(　　)9. 平喘药色甘酸钠属于

A. 过敏介质释放抑制药　　B. 肾上腺皮质激素

C. M 胆碱受体阻断药　　D. 茶碱类

E. 肾上腺素受体激动药

(　　)10. 乙酰半胱氨酸的祛痰作用机制是

A. 恶心性祛痰作用

B. 使痰量逐渐减少,产生化痰作用

C. 增强呼吸道纤毛运动,促使痰液排出

D. 使蛋白多肽中的二硫键断裂,降低黏痰黏滞性,易于咳出

E. 使呼吸道分泌的总蛋白量降低,易咳出

(　　)11. 广泛用于各种原因所致剧烈干咳的中枢性镇咳药是

A. 可待因　　B. 那可汀

C. 色甘酸钠　　D. 氨茶碱

E. 可卡因

(　　)12. 吸入二丙酸倍氯米松治疗哮喘的最大优点是

A. 全身性抗炎作用强大

B. 平喘作用强大,可靠

C. 不抑制肾上腺皮质功能,不引起严重的不良反应

D. 稳定肥大细胞细胞膜作用强

E. 反复应用不产生耐受性

(　　)13. 糖皮质激素的平喘机制是

A. 抗炎、抗过敏作用　　B. 阻断 M 受体

C. 激活腺苷酸环化酶　　D. 提高中枢神经系统的兴奋性

E. 直接松弛支气管平滑肌

(　　)14. 为减少不良反应,用糖皮质激素预防哮喘时宜

A. 口服　　B. 肌肉注射

C. 皮下注射　　D. 静脉滴注

E. 气雾吸入

(　　)15. 氨苯碱平喘机制是

A. 兴奋 β_1 受体,扩张支气管

B. 兴奋 β_2 受体,扩张支气管

C. 抑制抗原抗体结合后所引起的过敏介质释放

D. 抑制细胞内磷酸二酯酶,提高细胞内 cAMP 浓度

E. 抗炎,抑制变态反应

(　　)16. 下述茶碱类药物的不良反应,错误的是

A. 口服引起消化道刺激　　B. 中枢兴奋失眠

C. 氨茶碱静注太快可致心律失常　　D. 可引起血压升高

E. 可引起惊厥

(　　)17. 治疗伴有心功能不全的支气管哮喘急性发作,宜选用

A. 氨茶碱　　B. 色甘酸钠

C. 克伦特罗　　D. 麻黄碱

E. 丙酸倍氯米松

(　　)18. 用于平喘的 M 胆碱受体阻断药是

A. 阿托品　　B. 异丙托溴铵

C. 后马托品　　D. 哌仑西平

E. 氨茶碱

(　　)19. 色甘酸钠预防哮喘发作的主要机制是

A. 直接松弛支气管平滑肌

B. 稳定肥大细胞膜,抑制过敏介质释放

C. 阻断腺苷受体

D. 促进儿茶酚胺释放

E. 激动 M 受体

(　　)20. 平喘药孟鲁司特属于

A. 糖皮质激素类　　B. β 受体阻断剂

C. 肥大细胞稳定剂　　D. H1 受体阻断剂

E. 白三烯受体阻断剂

(　　)21. 仅对预防过敏性哮喘的发作有效药物为

A. 异丙肾上腺素　　B. 异丙阿托品

C. 麻黄碱　　D. 倍氯米松

E. 色甘酸钠

(　　)22. 下列哪一平喘药不能用于哮喘急性发作

A. 肾上腺素　　B. 异丙肾上腺素

C. 沙丁胺醇　　D. 色苷酸钠

E. 特布他林

(　　)23. 平喘药的分类和代表药搭配正确的是

A. 拟肾上腺素药——倍氯米松

B. 糖皮质激素药——沙丁胺醇

C. M 胆碱受体激动药——异丙托溴铵

D. 肥大细胞膜稳定药——色甘酸钠

E. 茶碱类药物——麻黄碱

(　　)24. 茶碱类药物主要用于治疗

A. 支气管哮喘　　B. 支气管扩张

C. 肺不张　　D. 气管炎

E. 慢性阻塞性肺疾病

(　　)25. 伴有强心利尿作用的平喘药是

A. 沙丁胺醇　　B. 氨茶碱

C. 肾上腺素　　D. 色甘酸钠

E. 异丙托品

(　　)26. 治疗哮喘持续状态，宜选用

A. 异丙肾上腺素　　B. 糖皮质激素

C. 麻黄碱　　D. 氨茶碱

E. 酮替芬

(　　)27. 可待因是

A. 吗啡的去甲基衍生物　　B. 非成瘾性镇咳药

C. 外周性镇咳药　　D. 兼有镇痛作用的镇咳药

E. 兼具局麻作用的镇咳药

(　　)28. 非成瘾性中枢性镇咳药是

A. 可待因　　B. 氯化铵

C. 喷托维林　　D. 溴己新

E. 那可汀

(　　)29. 沙丁胺醇的突出优点是

A. 兴奋心脏的作用与肾上腺素相似

B. 对 β_2 受体的作用明显大于 β_1 受体

C. 气雾吸入作用比异丙肾上腺素快

D. 作用强而持久

E. 可改善呼吸肌疲劳

(　　)30. 乙酰半胱氨酸可用于治疗

A. 剧烈干咳　　B. 痰黏稠不易咳出

C. 支气管哮喘咳嗽　　D. 急、慢性咽炎

E. 哮喘急性发作

(   )31. 可待因主要用于治疗

A. 剧烈的刺激性干咳　　B. 过敏性咳嗽
C. 上呼吸道感染引起的咳嗽　　D. 支气管哮喘
E. 哮喘持续状态

(   )32. 具有局部麻醉作用的中枢镇咳药是

A. 可待因　　B. 右美沙芬
C. 喷托维林　　D. 苯丙哌林
E. 那可汀

(   )33. 具有中枢和外周双重作用的镇咳药是

A. 可待因　　B. 右美沙芬
C. 溴己新　　D. 苯丙哌林
E. 沙丁胺醇

(   )34. 沙丁胺醇剂量过大引起手指震颤的原因是

A. 激动骨骼肌 β_2 受体　　B. 激动骨骼肌 N_2 受体
C. 阻断中枢多巴胺 D_2 受体　　D. 阻断骨骼肌 β_2 受体
E. 激动 β_1 受体

(   )35. 下列有关平喘药的描述,正确的是

A. 舒喘灵是选择性的 β_2 肾上腺素能受体兴奋剂
B. 舒喘灵是选择性的 β_1 肾上腺素能受体兴奋剂
C. 茶碱是乙酰黄嘌呤衍生物
D. 茶碱口服无效
E. 特布他林是选择性 β_2 肾上腺素能受体拮抗剂

(   )36. 关于异烟肼抗结核作用,不正确的叙述是

A. 抗结核作用强　　B. 对结核杆菌有高度选择性
C. 有杀菌作用　　D. 结核菌不易产生耐药性
E. 穿透力强,易进入细胞内

(   )37. 应用异烟肼常同时应用维生素 B_6,其目的是

A. 增强疗效　　B. 防治周围神经炎
C. 延缓抗药性　　D. 减轻肝损害
E. 延长作用时间

(   )38. 抗结核作用最弱的药物是

A. 利福平　　B. 对氨水杨酸
C. 吡嗪酰胺　　D. 链霉素
E. 乙胺丁醇

(   )39. 能直接兴奋呼吸中枢,使呼吸加深加快,临床主要用于各种原因所致呼吸抑制(或衰竭),其特点是作用快,维持时间短,过量可致惊厥的药物是

A. 咖啡因　　B. 苯二氮䓬类
C. 尼可刹米(可拉明)　　D. 山梗菜碱(洛贝林)
E. 吡拉西坦(脑复康)

(　　)40. 呼吸中枢兴奋药主要应用于
A. 呼吸肌麻痹所致的呼吸衰竭
B. 中枢性呼吸衰竭
C. 各种原因所致的呼吸困难
D. 支气管哮喘所致的呼吸困难
E. 急性肺水肿所致的呼吸困难

A2 型题

(　　)41. 一名 17 岁患者来到过敏病门诊，主诉慢性咳嗽，但有时会很严重。这种情况大约一周发生两次，且已影响他的学习。下列哪种用药最适合患者的治疗
A. 口服泼尼松　　B. 奥马珠单抗
C. 苯海拉明　　D. 吸入型布地奈德
E. 茶碱

(　　)42. 一名 20 岁大学生在参加了几项校内体育项目后发现，持续使用 5 年吸入性糖皮质激素治疗的哮喘发作加重了。上个月棒球训练后他至少用了 20 次吸入性沙丁胺醇。下列哪个药物可用于改进治疗
A. 曲安奈德　　B. 齐留通
C. 沙美特罗　　D. 依那西普
E. 茶碱

(　　)43. 一位 49 岁男性，15 年来每天两包烟，主诉呼吸困难。观察到患者呼吸时喘气。经肺功能检测，诊断为慢性阻塞性肺疾病，予吸入型噻托溴铵，一天两次治疗。6 个月后复诊，患者陈述已戒烟，但每天仍有一阵严重呼吸短促。后续治疗中会应用下列哪种药物
A. 口服地塞米松　　B. 罗氟司特
C. 吸入式倍氯米松　　D. 齐留通
E. 茶碱

(　　)44. 一名年轻男孩被诊断为哮喘，其最初症状是频繁咳嗽，而不是支气管痉挛或喘鸣。药物治疗的目的是在不抑制通气、无镇静和其他副作用前提下，减少咳嗽。下列哪个药物符合这一需求
A. 可待因　　B. 右美沙芬
C. 苯海拉明　　D. 氢可待因酮
E. 异丙嗪

(　　)45. 一名 26 岁哮喘患者应用孟鲁斯特进行治疗，下列哪项描述了该药的作用机制?

A. 阻断花生四烯酸代谢物的促炎作用

B. 增加肾上腺髓质的肾上腺素释放

C. 提高气道肾上腺素受体对内源性去甲肾上腺素的反应性

D. 抑制磷酸二酯酶活性，减少 cAMP 水解

E. 预防抗原抗体反应导致的肥大细胞介质释放

(　　)46. 一名患者在急诊住院期间出现哮喘持续状态。血气分析显示严重的呼吸性酸中毒和缺氧。即使采用大剂量非口服方式给予 β_2 兴奋剂也不能充分扩张气道，并且用药导致严重心动过速。下列哪种用药方案最可能控制危急症状并有助于恢复肾上腺素能药物的支气管扩张作用

A. 加用吸入型克罗莫林　　B. 注射类固醇激素

C. 注射苯海拉明　　D. 改用肾上腺素

E. 改用异丙肾上腺素（β_1/β_2 兴奋剂）

(　　)47. 一名慢性阻塞性肺疾病（COPD）患者正采用吸入型毒蕈碱样受体阻断药进行治疗，以维持支气管扩张状态。下列哪个药最适用于患者

A. 沙丁胺醇　　B. 苯海拉明

C. 异丙托溴铵　　D. 色苷酸

E. 毛果芸香碱

(　　)48. 一名患者在花粉季期间产生了各种严重上呼吸道不适症状，并引发哮喘。就医后采取吸入奈多罗米予以预防。以下哪项是奈多罗米起效的主要机制

A. 竞争性地阻断组胺 H_1 受体，从而抑制支气管收缩

B. 通过局部血管收缩作用解除黏膜充血

C. 直接结合抗原，防止它们与肥大细胞抗体相互作用

D. 抑制免疫致敏肥大细胞的介质释放

E. 抑制组胺和白三烯的合成

(　　)49. 一名 13 岁急性哮喘患儿经 6 个月药物治疗后，夜间气喘发作得到有效控制。但其父母陈述患儿用药后脸和肩局部肥胖，皮肤易擦伤，并且腹部出现浅色条纹。实验室检测显示中度血糖升高。这些症状可能是患儿服用下列哪种药物所致

A. 异丙托溴铵　　B. 泼尼松

C. 沙美特罗　　D. 特布他林

E. 茶碱

(　　)50. 某哮喘患者以往使用一种快速起效的肾上腺素支气管扩张剂来预防和治疗哮喘急性发作，最近换用经口吸入性糖皮质激素进行治疗，却在持续使用 5 天后停药。以下哪项是导致患者停药的直接原因

A. 出现心动过速和心悸

B. 使用类固醇仅一天后便出现持续性腹泻

C. 几乎没有明显呼吸改善

D. 引起极度嗜睡,影响日常活动

E. 水潴留导致体重增加

(　　)51. 一名16岁女性哮喘患者在药物治疗期间,出现骨骼肌震颤。最可能引发这种症状的药物是

A. 沙丁胺醇　　B. 倍氯米松

C. 克罗莫林　　D. 异丙托品

E. 孟鲁斯特

(　　)52. 一名22岁有哮喘病史的患者,以往一直采用保健医生处方的口服氨茶碱控制病情。以下哪项准确描述了该药的疗效或作用

A. 用药简单方便,很少需要调整

B. 是用于“急救”的吸入型类固醇最佳替代药

C. 最多是适用于长期控制哮喘的二线或三线药

D. 临床上具有强大实用的抗炎活性

E. 治疗剂量下,镇静是主要副作用

(　　)53. 老年男性因肺气肿和慢性支气管炎的加重,伴明显呼吸困难,急诊就医。医生处方用药N-乙酰半胱氨酸。下列哪一项描述该药主要药理作用

A. 抑制β_2激动剂的代谢失活

B. 抑制白三烯合成

C. 快速抑制气道炎症

D. 对抗乙酰胆碱所致支气管收缩

E. 使稀释的气道黏液分泌物易于排出

(　　)54. 一名43岁呼吸急促的HIV阳性女患者,CD4+计数150。动脉血气检测显示缺氧,胸部X线显示双侧间质浸润。支气管镜检查等确诊为肺囊虫肺炎。应该选用以下哪种药物治疗

A. 异烟肼　　B. 克林霉素

C. 阿奇霉素　　D. 咪康唑

E. 甲氧苄啶/磺胺甲恶唑

(　　)55. 因母亲患有肺结核,35岁男性就医咨询,相关检查结果显示阴性,但医生建议采取措施预防结核感染。下列哪个药适合用于密切接触肺结核患者的人群以预防感染

A. 利福平　　B. 乙胺丁醇

C. 异烟肼　　D. 链霉素

E. 吡嗪酰胺

(　　)56. 一名74岁男性患者,有100包/年的吸烟史,咯血。胸部CT扫描显示多发性肺结节。活检报告为肺小细胞癌,随后应用依托泊苷进行化疗。这种药的作

用机制是

A. 抑制拓扑异构酶Ⅱ

B. 抑制二氢叶酸还原酶

C. 烷基化双链 DNA

D. 稳定微管蛋白,导致有丝分裂停止

E. 导致 DNA 链断裂

(　　)57. 一名有吸烟史的 56 岁女性,两年前确诊小细胞肺癌且得到有效治疗。目前 CT 扫描显示出现肺结节,医生选择使用 DNA 拓扑异构酶Ⅰ抑制剂进行再次化疗。以下哪个药具有这种作用机制

A. 苯丙沙星　　B. 鬼臼乙叉甙

C. 长春新碱　　D. 替尼泊甘

E. 伊利替康

(　　)58. 一名有青霉素过敏史的孕妇患上呼吸道肺炎链球菌感染,可以使用以下哪种药物

A. 氨苄西林　　B. 阿奇霉素

C. 四环素　　D. 甲硝唑

E. 氟喹诺酮

(　　)59. 一名呼吸道感染的患者接受气管切开术后,静脉给予万古霉素(每 12 h 500 mg)。该药可能引发下列哪种不良反应

A. 听力减退　　B. 畏光

C. 低血压　　D. 心动过缓

E. 咳嗽

(　　)60. 一名肺结核患者正在接受包含利福平的药物治疗方案,患者反映近期尿液呈红色,医生告诉她

A. 应及时就医提供尿样

B. 在进一步体查前暂停用药

C. 服用抗酸药物以防止这种不良反应

D. 是药物所致尿液、粪便、汗液、痰液、泪液等红染的无害副作用

E. 增加摄入膳食纤维

参考答案

题号	1	2	3	4	5	6	7	8	9	10
知识点编码	5.1.1.1	5.1.1.1	5.1.1.3	5.1.1.1	5.1.1.1	5.1.1.1	5.1.1.1	5.1.1.3	5.1.1.3	5.1.2
参考答案	E	E	E	B	A	E	A	D	A	D

题号	11	12	13	14	15	16	17	18	19	20
知识点编码	5.1.2	5.1.1.2	5.1.1.2	5.1.1.2	5.1.1.1	5.1.1.1	5.1.1.1	5.1.1.1	5.1.1.3	5.1.1.3
参考答案	A	C	A	E	D	D	A	B	B	E
题号	21	22	23	24	25	26	27	28	29	30
知识点编码	5.1.1.3	5.1.1.3	5.1.1	5.1.1.1	5.1.1.1	5.1.1.2	5.1.2	5.1.2	5.1.1.1	5.1.2
参考答案	E	D	D	A	B	B	D	C	B	B
题号	31	32	33	34	35	36	37	38	39	40
知识点编码	5.1.2	5.1.2	5.1.2	5.1.1.1	5.1.1.1	5.2.2	5.2.2	5.2.2	5.4.1	5.4.1
参考答案	A	D	D	A	A	D	B	B	C	B
题号	41	42	43	44	45	46	47	48	49	50
知识点编码	5.1.1.2	5.1.1.1	5.1.1.2	5.1.2	5.1.1.3	5.1.1.2	5.1.1.1	5.1.1.2	5.1.1.2	5.1.1.2
参考答案	D	C	B	B	A	B	C	D	B	C
题号	51	52	53	54	55	56	57	58	59	60
知识点编码	5.1.1.1	5.1.1.1	5.1.2	5.2.3	5.2.2	5.3.1	5.3.1	5.2.1	5.2.1	5.2.2
参考答案	A	C	E	E	C	A	E	B	A	D

附　　录

《呼吸系统基础整合课程》知识点及编码一览表

<table>
<tr><th colspan="3">序号及编码</th><th>对应习题</th><th>知识点及编码</th><th>对应习题</th></tr>
<tr><td rowspan="19">1 呼吸系统的形态学基础</td><td rowspan="17">1.1 呼吸系统的解剖结构</td><td>1.1.1 呼吸系统概述</td><td>1～3</td><td></td><td></td></tr>
<tr><td rowspan="3">1.1.2 鼻</td><td rowspan="3">4～10</td><td>1.1.2.1 外鼻</td><td></td></tr>
<tr><td>1.1.2.2 鼻腔</td><td></td></tr>
<tr><td>1.1.2.3 鼻旁窦</td><td></td></tr>
<tr><td rowspan="2">1.1.3 咽</td><td rowspan="2">49</td><td>1.1.3.1 咽的位置与形态</td><td></td></tr>
<tr><td>1.1.3.2 咽的分部</td><td>11～15,56</td></tr>
<tr><td rowspan="4">1.1.4 喉</td><td rowspan="4">16,50</td><td>1.1.4.1 喉软骨</td><td>17</td></tr>
<tr><td>1.1.4.2 喉的连接</td><td>18,24</td></tr>
<tr><td>1.1.4.3 喉肌</td><td>19～21</td></tr>
<tr><td>1.1.4.4 喉腔</td><td>22,23</td></tr>
<tr><td rowspan="2">1.1.5 气管和支气管</td><td rowspan="2"></td><td>1.1.5.1 气管的位置与结构特点</td><td>25,51,55</td></tr>
<tr><td>1.1.5.2 支气管</td><td>26,27</td></tr>
<tr><td rowspan="2">1.1.6 肺</td><td rowspan="2"></td><td>1.1.6.1 肺的形态</td><td>28～32,34,52</td></tr>
<tr><td>1.1.6.2 支气管树</td><td>33</td></tr>
<tr><td rowspan="2">1.1.7 胸膜</td><td rowspan="2"></td><td>1.1.7.1 胸膜与胸膜腔</td><td>36～38，41～44，49,54</td></tr>
<tr><td>1.1.7.2 胸膜和肺的体表投影</td><td>35,39,40,49,53</td></tr>
<tr><td>1.1.8 纵隔</td><td>45～48</td><td colspan="2"></td></tr>
<tr><td rowspan="2">1.2 呼吸系统的组织结构</td><td rowspan="2">1.2.1 鼻腔和喉</td><td rowspan="2">49，50，75，94，99,106</td><td>1.2.1.1 鼻腔</td><td rowspan="2"></td></tr>
<tr><td>1.2.1.2 喉</td></tr>
</table>

（续表）

序号及编码			对应习题	知识点及编码	对应习题
1 呼吸系统的形态学基础	1.2 呼吸系统的组织结构	1.2.2 气管和主支气管	51,71,79,84,90,101，104，105,110,123		
		1.2.3 肺		1.2.3.1 肺导气部	55,59～61,78,82,85，93，100，109,123
				1.2.3.2 肺呼吸部	52～54,56～58,62,63,76,78,83,86,87,96,102,124,126
				1.2.3.3 气-血屏障（呼吸膜）	68,88,125
				1.2.3.4 肺间质	64～67,69～71,81,92,97,98,103,108
	1.3 呼吸系统的发生	1.3.1 鼻的发生	74,111,112		
		1.3.2 喉、气管和肺的发生	72，73，80，89,113,114		
		1.3.3 呼吸系统的先天性疾病	72,86,95,107		
2 呼吸系统的生理学基础	2.1 呼吸的基本过程与原理	2.1.1 肺通气	7	2.1.1.1 肺通气的动力和呼吸型式	2～6,8
				2.1.1.2 肺通气的阻力	9～15，45～48,51,56
				2.1.1.3 胸膜腔负压	1,16,55
				2.1.1.4 肺通气功能的评价	17～25
		2.1.2 肺换气和组织换气		2.1.2.1 气体的交换原理	27
				2.1.2.2 肺换气及其影响因素	28～33,44
				2.1.2.3 组织换气	34
		2.1.3 气体在血液中的运输		2.1.3.1 氧气的运输	35,42,52
				2.1.3.2 二氧化碳的运输	36
	2.2 呼吸运动的调节	2.2.1 呼吸中枢	26,37～39		
		2.2.2 呼吸的反射性调节		2.2.2.1 化学感受性反射	54

（续表）

序号及编码			对应习题	知识点及编码	对应习题
2 呼吸系统的生理学基础	2.2 呼吸运动的调节	2.2.2 呼吸的反射性调节		2.2.2.2 其他反射	40,41,53
		2.2.3 特殊情况下呼吸运动的调节		2.2.3.1 运动时呼吸运动的调节	
				2.2.3.2 高海拔下呼吸运动的变化与调节	43
				2.2.3.3 潜水或高气压下呼吸运动的变化与调节	
		2.2.4 出生前后呼吸运动的调节			
	2.3 呼吸系统的非呼吸功能	2.3.1 呼吸道与肺的滤过功能			
		2.3.2 肺的代谢功能	49,50		
		2.3.3 呼吸系统在酸碱平衡中的作用			
3 呼吸衰竭的病理生理学基础	3.1 肺功能不全概述	3.1.1 肺功能不全的概念	2		
		3.1.2 呼吸衰竭的概念	3		
		3.1.3 呼吸衰竭的分类	4,61～65		
		3.1.4 呼衰指数	88		
	3.2 呼吸衰竭的原因和发生机制	3.2.1 肺通气功能障碍	1,13,44	3.2.1.1 限制性通气不足	7～9,12,43,54,56
				3.2.1.2 阻塞性通气不足	10,11,57,66～70
		3.2.2 肺换气功能障碍		3.2.2.1 弥散障碍	14,15,46,60
				3.2.2.2 肺泡通气/血流比值失调	16～18,45,58
				3.2.2.3 解剖分流增加	19,20,45,59
		3.2.3 常见呼吸系统疾病导致呼吸衰竭的机制		3.2.3.1 急性呼吸窘迫综合征与呼吸衰竭	21,22,53
				3.2.3.2 慢性阻塞性肺疾病与呼吸衰竭	23,24

（续表）

序号及编码			对应习题	知识点及编码	对应习题
3　呼吸衰竭的病理生理学基础	3.3　呼吸衰竭时机体主要的功能代谢变化	3.3.1　酸碱平衡紊乱及电解质紊乱		3.3.1.1　代谢性酸中毒	25,47,71
				3.3.1.2　呼吸性酸中毒	48,72
				3.3.1.3　呼吸性碱中毒	49,73
				3.3.1.4　代谢性碱中毒	74
				3.3.1.5　电解质紊乱	29,75,76,77
		3.3.2　呼吸系统的变化		3.3.2.1　呼吸系统代偿性变化	27
				3.3.2.2　呼吸系统失代偿和损伤性变化	26,28
		3.3.3　循环系统的变化		3.3.3.1　循环系统代偿性变化	65
				3.3.3.2　循环系统损伤性变化	32～34,50
		3.3.4　血液系统的变化	30,31,51		
		3.3.5　中枢神经系统的变化	35～38,52,64		
		3.3.6　肾功能的变化	39		
		3.3.7　胃肠功能的变化	40		
	3.4　呼吸衰竭的防治原则	3.4.1　呼吸衰竭防治的病理生理学基础	41,42,55		
		3.4.2　氧疗与氧中毒		3.4.2.1　氧疗	
				3.4.2.2　氧中毒	
4　呼吸系统疾病的病理学变化	4.1　呼吸道和肺炎症性疾病	4.1.1　急性气管支气管、细支气管炎		4.1.1.1　急性气管支气管炎	1
				4.1.1.2　急性细支气管炎	2

（续表）

序号及编码			对应习题	知识点及编码	对应习题
4　呼吸系统疾病的病理学变化	4.1　呼吸道和肺炎症性疾病	4.1.2　肺炎		4.1.2.1　细菌性肺炎	3～9，37，38，40，46～48,63,69,73
				4.1.2.2　病毒性肺炎	10～13,64
				4.1.2.3　严重急性呼吸综合征	
				4.1.2.4　支原体肺炎	12
	4.2　慢性阻塞性肺疾病	4.2.1　慢性支气管炎	14,15,36,62,67,71		
		4.2.2　支气管哮喘	55～57		
		4.2.3　支气管扩张症	16,17,43,72		
		4.2.4　肺气肿	18，39，42，49～51,58～60,68		
	4.3　肺尘埃沉着病	4.3.1　肺硅沉着病	23～26,61		
		4.3.2　肺石棉沉着病			
	4.4　慢性肺源性心脏病		19～22,41		
	4.5　呼吸窘迫综合征	4.5.1　成人呼吸窘迫综合征	27,65		
		4.5.2　新生儿呼吸窘迫综合征			
	4.6　呼吸系统常见肿瘤	4.6.1　鼻咽癌	28～30		
		4.6.2　喉癌	31		
		4.6.3　肺癌	32～34，44，45，52～54,66,70		
	4.7　胸膜疾病	4.7.1　胸膜炎	35		
		4.7.2　胸膜间皮瘤			

（续表）

序号及编码			对应习题	知识点及编码	对应习题
5 呼吸系统疾病治疗的药理学基础	5.1 缓解咳痰喘症状用药	5.1.1 平喘药	23	5.1.1.1 支气管扩张药	1,2,4～7,15～18,24,25,29,34,35,42,47,51,52
				5.1.1.2 抗炎平喘药	12～14,26,41,43,46,48～50
				5.1.1.3 抗过敏平喘药	3,8,9,19～22,45
		5.1.2 镇咳药和祛痰药	10,11,17,28,30～33,44,53		
	5.2 治疗感染性疾病用药	5.2.1 抗菌药	58,59		
		5.2.2 抗结核病药	36～38,55,60		
		5.2.3 抗其他病原体药	54		
	5.3 治疗恶性肿瘤用药		56,57		
	5.4 呼吸兴奋用药		39,40		